パーソナリティ障害とは何か

牛島定信

講談社現代新書

2180

はじめに　パーソナリティ障害の時代

精神医学で、パーソナリティ障害といえば、境界性パーソナリティ障害を思い描くのが一般的である。それほどに、境界性パーソナリティ障害は精神科医の頭のなかを占領している。

手首を切る若い女性が臨床現場で姿をみせるようになったのは、一九七〇年代になってからである。病棟で一人が手首を切ると、伝染病のごとくに、近くの女性が切りはじめる状況を前にして、精神科医は慄然《りつぜん》としたものであった。まもなくすると、手首自傷症候群（リストカッティング・シンドローム）なる状態が欧米諸国にあることが日本にも伝わった。新しい病態の出現だと心を引き締めていると、アメリカ精神医学会は新しい疾患分類であるDSM-Ⅲ（診断統計マニュアル三版、一九八〇年）に、これを境界性パーソナリティ障害として収載したのであった。ここにいたって、私たち精神科医はパーソナリティ障害なる精神疾患を頭に描くようになった。それまでは、治療の対象としてパーソナリティ障害を考えることはなかったのである。

その後、境界性パーソナリティ障害の患者は、手首自傷だけではなしに、投与された薬物を大量に服用しては救急車を走らせるようになった。この時点で困ったことは、彼女らのような患者たちを引き受けるところが非常に限られていたことである。「うちは専門外ですから」と来院を拒むクリニック、入院を忌避する精神科病院の話は当時よく耳にした。そのため、境界性パーソナリティ障害の患者を引き受けた救命救急センターの医師たちが医学的処置を施した後に送る場所に困るという事態が生じた。彼女らは精神医学を越えて地域社会に投げだされた格好になったのである。パーソナリティ障害が人口に膾炙《かいしゃ》するようになったのは、これ以来である。

ついで、最近、精神科クリニックで増えている、「新型うつ」と呼ばれる二〇代、三〇代のヤングアダルトのうつ病についても注目したい。彼らは、上司が怒鳴ったとか、過重な労働を強いられたなどといったことが原因で発症したと訴え、上司や職場環境が悪いと指弾する。最近、職場環境が劣化していることはたしかであるが、その一方で、彼らの「自己愛的、他罰的」と表現される態度に注目している精神科医もまた少なくない。これらのケースをめぐって、向精神薬の○○が効いた、△△がよかったという研究報告をまま見る。しかし、上司との関係で、自分にも落ち度はなかったかといった、大人の思考が欠落している点に注目すると、どの薬が効いたというだけではたしてじゅうぶんであろうかという疑問が湧いてくる。ここには、独りよがりな心理、いわば自己愛問題を秘めたパーソナリティ障害が潜んでいると考えるのは不自然ではないだろう。

こうした精神科の臨床現場だけではなしに、広く社会を見渡しても、パーソナリティ障害と呼ばざるをえない状態がいかに拡がっているか、実感させられる機会にしばしば出会う。

たとえば、最近の殺傷事件ひとつを取り上げてみてもそうである。従来の事件には、対人関係での利害、怨恨といったはっきりした動機があったが、最近のそれは、何の関係もない他人を衝動的に殺傷するかの様相を呈する。

これらの事件をみていて頭に浮かぶのが人格の幼さである。こうした社会事件を惹《ひ》き起こす最近の主役たちの行動は、幼稚な対人関係や不器用な身の処し方に由来するものが少なくない印象を与える。たとえば、わが子を遺棄し、安穏として享楽のなかにいるかの印象を与えた母親がいた。彼女には、一人での育児に困ったという認識がなく、そのため他に助けを求めるという観念もないようである。したがって、遺棄という概念もないだろう。世間は、動物さえもっているはずの母性愛を欠落したかのようにとらえているが、人格的幼稚さに由来するに過ぎないのである。また、秋葉原の無差別殺傷事件（二〇〇八年）などでは、社会人としての同一性を求めるなかで生じた、胸が張り裂けるような容疑者の不安と呻吟《しんぎん》を見過ごすことはできない。彼が犯した罪の大きさは決して許されないが、パーソナリティ障害という切り口でとらえると、大人の人格に成長することのできない現代人の悲しさがみえてくるのである。

こうした事件とは別に、不登校、高校中退者、ひきこもりといった不適応を起こしている若者の存在がある。彼らは学生時代に不適応を起こしたまま、年齢相応の社会的第一歩を踏みだせないでいる人たちである。あるいは、高校、大学を普通に卒業し、就職をはたしたものの、二、三年後には退職してしまう若者も話題になっている。彼らのなかには、パーソナリティ障害と呼ぶに値する諸要件を揃えている者もふくまれている。

パーソナリティ障害といえば、遺伝素質的な要因が強いとの考えが流布した経緯があるが、従来の一般的な人格の成長過程が現代の文化的潮流に平仄《ひょうそく》が合わなくなって、若者の人格形成を阻害している側面があることもまた否定できない。社会人として機能するまでの人格に成長していないケースが増えたということである。

本書において、現代のパーソナリティ障害を考えてみることにした意義はここにある。

目次

第三部　外界と「私」との対峙

序章　パーソナリティ障害とは

パーソナリティ障害の人びと

パーソナリティ障害とは、現在、広く受け入れられているアメリカ精神医学会の診断体系DSM–Ⅳ（診断統計マニュアル四版、一九九四年）の一領域を構成するカテゴリーである。それによると、以下の定義がなされている。

A．その人の属する文化から期待されるものより著しく偏った、内的体験および行動様式の持続的様式で、それは以下の領域に現れる

①　認知（自己、他者、および出来事を知覚し解釈する仕方）

②　感情性（情動反応の範囲、強さ、不安定さ、適切さ）

③　対人関係機能

④　衝動のコントロール

B．その持続的様式は柔軟性に欠け、個人的および社会的状況の幅広い範囲に及んでいる

C．その持続的様式が、臨床的に著しい苦痛、または社会的、職業的、あるいは他の重要な領域において機能の障害をもたらしている

D．その様式は安定し、長期間続いており、その始まりは少なくとも青年期または小児期早期にまでさかのぼることができる

いかにも直訳的で観念的な文言が並ぶために、いまひとつ、具体的な人物像を浮かべにくいという読者がほとんどであろう。要約をすれば、それは年齢相応の社会生活ができない状態であり、詳しくみると、社会や現実への認知の仕方が著しく偏っていて、感情調整や衝動コントロールに障害をもち、普通に対人関係を作り、維持することができないでいる人ということになろうか。

一般に、パーソナリティ障害の人は、行動障害をもって事例化することが多い。暴力をふるって他を傷めたり、器物破損をしたり、違法行為をして警察沙汰となる。手首自傷や過量服薬などの自傷・自殺行為に走っては騒動を起こす。あるいは違法薬物の使用やアルコールの乱用、買い物やパチンコにはまるなど、依存症でくくられる衝動行為に陥って生活の破綻《はたん》をきたす。さらには、社会一般で期待される対人関係を拒否してひきこもる。職場その他でトラブルメーカーになったり、男女問題（不倫など）が絶えないために人の信用を失ったり、周囲を戸惑わせ、困らせる——。

その一方で、内面的には、傷ついて落ち込みやすく、役立たずの感（劣等感、無力感）、疎

外感、自責感、空虚感などの心性に支配されていることもまた忘れてはならない。

ドイツの精神医学者K・シュナイダーは、一九五〇年代にパーソナリティ障害を「その異常性のために自ら悩むか、その異常性のために社会が悩むような人格の持ち主である」と定義した。わが国では、この考え方が長年にわたって受け入れられてきた。この定義によると、社会を悩ませる人間と、自ら苦しむ人間の二種類があるかの印象を抱きがちであるが、必ずしもそうとばかりはいえないところに現代のパーソナリティ障害の特色がある。

たしかに、内面的な悩み、辛《つら》さを体験しないままに、問題行動に走るパーソナリティ障害者がいないわけではない。しかし、些細《ささい》なことに傷ついては、ひどく落ち込んだり、自責的になったり、挙げ句の果てには自己嫌悪・自棄の心理に陥り、暴力をふるったり、自傷・自殺行為に走ったり、あるいは周囲との関係を断ってしまったりする人の方がはるかに多い。

パーソナリティ障害の人は、ともすれば周囲に迷惑をかけてばかりの人間、自己中心的で、わがままな人間ととらえられやすいが、内面ではどうしようもない申し訳なさと自分のダメさ加減に打ちひしがれているのである。問題行動と悩み、辛さとはコインの表裏を成している。このコインの表裏という考え方は、それが治療の場であろうが、地域社会での友だち関係であろうが、職場での対人関係であろうが、あるいは家庭内での親子関係であろうが、彼らに接するにあたって、とても重要な見方である。社会にあっても、家庭にあっても、困った人、性質《たち》の悪い人といったとらえ方がなされ、その見方がまた本人を腐らせ、それがまた周囲を困らせるという負のスパイラルを形成していることが非常に多いのである。

パーソナリティそのものが病気になる

精神病質と呼ばれたパーソナリティ障害について、わが国では、「精神病とは何の関連もない、正常から逸脱した変異である」というシュナイダーのもうひとつの定義がかつては広く受け入れられてきた。それを受けて精神医学の教科書では、「多くは反社会的行動をもち、精神病や神経症と違って、先天性または早期後天性に生じた性格の発達障害（幼いころから存在した持続的な性格異常）であり、体験、教育、環境の影響を受け難い（年をとっても、どんな目に遭ってもほとんど改変されない）という特徴を備えている」（新福尚武『最新精神医学』）といった理解の仕方がなされてきた。

ところが、その考え方は、一九八〇年のＤＳＭ-Ⅲ診断体系以降、様相は一変したように思う。パーソナリティそのものが病気になるという考え方が出てきたのである。

DSM診断体系にパーソナリティ障害を導入するのに指導的な役割を果たしたT・ミロンはパーソナリティ障害について、およそつぎのように述べている。

ある程度は生来性の生物学的基盤をもちながらも、人格がさまざまな環境からの影響を受けて成長するなかで、ある種のストレスによって生じた機能不全が構造化される段階があり、さらにその構造体が環境と相互作用的に交わりながら悪循環を形成してさらなる変形を被り、固定化して最終的な自我機構をもつにいたる、と。

つまり、パーソナリティ障害は、その基盤に生まれながらの素因を有する病態であるという考え方が一般的であったが、最近では、それは必ずしも当を得た見解とはなっていないということである。子ども時代の母子関係や家族内力学に加えて、青年期発達に大きな影を落としている社会文化的変容もまた見過ごすことのできない重要な要因となっている。ことに、子どもの人格から大人の人格へと成長するこの青年期に、何らかの事情で、それが達成されないままになっているのだという考え方に注目したい。明朗闊達《めいろうかったつ》な子どもが中学に入って抑制的な人間になったとか、大学生になってもったトラウマや事件・事故を契機に人柄が変わってしまったというケースはよく目にする。彼らがしばしば「私の人生はこんなはずではなかった」という感覚をもっていることは意外と知られていない。

パーソナリティも病むのだという見方を受けて、パーソナリティ障害も、ひとつのカテゴリーをあてがわれ、他の精神疾患と同格の扱いを受けるようになった。いわば、治療の対象になったともいえる。これまでの精神医学の教科書では、総論の片隅に関連事項として収まるにすぎなかったものが、新しい教科書では各論の一部門を構成するようになったのである。

DSM診断体系がもたらした地平

「病んだパーソナリティ」という考え方は、パーソナリティ障害概念に新しい地平を拓《ひら》いたように思う。それは、病まないパーソナリティと病んだパーソナリティ、つまりは、パーソナリティとパーソナリティ障害とがあるという視点である。

これまでの精神医学では、両者は必ずしも明確に区別されていたわけではなかった。たとえば、かつて、強迫性格、ヒステリー性格といった呼び方がなされた時代があった。いずれも強迫神経症ないしはヒステリー神経症の基盤となる性格といった意味合いがある一方で、一般社会で普通に生活している人びとの几帳面《きちょうめん》、杓子定規《しゃくしじょうぎ》な性格傾向をとらえて強迫性格と呼んだり、派手で周囲の注目を浴びやすい女性をつかまえてヒステリー性格と呼んだりしたのであった。これは精神病の病前性格であるスキゾイド（統合失調気質）、サイクロイド（循環気質）の場合も同じであった。いわば、精神疾患の基盤としての病前性格ととらえるときも、健康な人の社会的活動のありようを表現するときも、同じく強迫性格、ヒステリー性格、スキゾイド、サイクロイドと呼んだのであった。

ところが、DSM診断体系においては、「臨床的に著しい苦痛、または社会的、職業的、あるいは他の重要な領域において機能の障害をもたらしている」というC項目がパーソナリティ障害診断の重要な要件として加えられた。いわば、パーソナリティ障害の診断をくだすためには、社会生活の破綻が重要な兆候となったのである。たとえば、強迫性パーソナリティ障害と診断するからには、几帳面、杓子定規といった性格表徴だけではじゅうぶんではなく、周囲との折り合いが悪くなり、職業生活、日常生活に支障をきたしているという要件が必要になった。換言すると、強迫パーソナリティ（性格）は決して病気ではなく、ひとつの個性であって、その性格傾向ゆえに、きちんとした日常生活や仕事ができ、社会的信用を得る要因とさえなるものである。パーソナリティとパーソナリティ障害とが区別されることになったのである。

あるいは、以下のような説明をした方がわかりやすいのかもしれない。個人は、もともと遺伝素質的基盤にもとづく性格傾向（強迫性、演技性、スキゾイド、サイクロイド）をもって生まれ、幼児期、青年期の成育環境を通過するなかで精神的栄養に浴し、いろいろな社会体験を得て、より社会化された人格を形成するという経過をたどるだろう。これが健康なパーソナリティである。ところが、幼児期から青年期にかけて、さまざまな外傷をはじめとした有害な心理体験をもつと、本来の性格傾向の発達ラインに歪《ゆが》みを生じ、社会的適応性を欠いた人格になってしまうのである。それがパーソナリティ障害であろう。当然のことながら、歪みのない完全な人格的成長というものはありえず、民族、文化、時代の影響を受けた成育環境というものがあって、さまざまな程度の歪みをともなった成長が一般的であるし、その歪みが個性ととらえられることもある。それだけに、パーソナリティとパーソナリティ障害のあいだの中間領域は意外と幅広いものであることも心得ておかねばならない。

したがって、私たちの臨床的狙いは、強迫の傾向、ヒステリーの傾向そのものではなく、何らかの理由で生じた歪み（障害）の修復ということになる。それは、障害の原因を解明し、それを解決することを通じて行動様態に変化をもたらす治療と呼ばれる過程である。

パーソナリティ障害の類型

現在、精神科医のあいだに流布しているパーソナリティ障害の類型（タイプ）は、DSM-Ⅲにおいてはじめて登場した。これには一〇のタイプが掲載されている。

A群：対人関係からのひきこもりと奇妙な態度を特徴とする群

1．妄想性パーソナリティ障害：他人の動機を悪意のあるものと解釈しやすい、不信と疑い深さが強い

2．スキゾイド・パーソナリティ障害：社会的関係からの遊離、感情の乏しさ

3．スキゾタイパル・パーソナリティ障害：親密な関係を忌避し、奇異な世界を形成

B群：劇的、情緒的、そして奔放さを特徴とする群

4．反社会性パーソナリティ障害：他の権利の侵害に代表される秩序破壊的傾向

5．境界性パーソナリティ障害：情緒、自己像、対人関係等の不安定さ、自傷傾向

6．演技性パーソナリティ障害：過度に情緒的で、他の注目を惹こうとする意図

7．自己愛性パーソナリティ障害：誇大性、賞賛を求める欲求、共感性の欠如

C群：内的な不安、恐怖を特徴とする一群

8．回避性パーソナリティ障害：自尊心の傷つきを怖れて社会的にひきこもる

9．依存性パーソナリティ障害：特定の対象に依存し、自立的行動がとれない

10．強迫性パーソナリティ障害：完全主義的で、柔軟性に欠け、抑圧的である

ここで収載されたパーソナリティ障害のタイプは、シュナイダーの「精神病質一〇類型」とくらべるとかなり違った印象を与える（表1）。シュナイダーの分類は平均的な人格像からかけ離れたものを恣意《しい》的に描写して、並べたものであるが、新しい診断体系は、精神科臨床の積み重ねという歴史を踏まえて描きだされ、理論化され、一般に受け入れられるようになった性格類型からなっている。第一〇章でも述べるが、まず、E・クレッチマーが精神病の病前性格として挙げたスキゾイド（統合失調気質）、敏感関係妄想の背後でみられる敏感性格などがある。また、S・フロイトが神経症の病前性格として描いた強迫性格、ヒステリー性格も収載された。さらには、二〇世紀後半になって臨床現場を席巻するようになった新しい病態、たとえば、境界性、自己愛性、回避性パーソナリティ障害なども類型のなかに包摂された。それだけに、現代のパーソナリティ障害は、反社会的パーソナ

1）	**発揚者**	………躁傾向、詐欺、窃盗などの小犯罪
2）	**抑うつ者**	……厭世的で懐疑的
3）	**自信欠如者**	…敏感関係妄想、強迫行為
4）	**狂信者**	………闘争的、好訴的
5）	**顕示者**	………空想性虚言症、欺瞞
6）	**気分易変者**	…渇酒、窃盗、放火
7）	**爆発者**	………激昂、暴行
8）	**情性欠如者**	…羞恥、良心の欠如
9）	**意思欠如者**	…軽佻、純粋窃盗犯
10）	**無力者**	………神経衰弱、心気傾向

表1　シュナイダーの精神病質人格類型（福島章ほか編『人格障害』より）

リティ障害を中心にした従来の精神病質とは違って、一般の精神科臨床現場で遭遇することれらのタイプからなっている。ことに、過食、手首自傷、過量服薬をともなう境界性パーソナリティ障害、うつ病臨床で話題になりやすい自己愛性パーソナリティ障害、ひきこもりを中心にした回避性パーソナリティ障害がふくまれていることは現在の類型の大きな特色となっている。

依存性パーソナリティ障害は受身的か——DSMの難点

ただ、新しいパーソナリティ障害概念と類型でじゅうぶんかといえば、必ずしもそうとばかりはいえないように思う。まず、背後の家系内発症や精神力動（心理構造）、あるいは治療のあり方が二の次にされ、状態の類似性だけが力説される傾向にあることに気づく。そのため、ひとつのケースにいくつものパーソナリティ障害という重複診断がくだされることが一般化した。一方で、同じ類型診断がなされたとしても、背後の心理構造が異なるために治療の際のアプローチがまったく違ってくることもある。

加えて、ディメンション分類という手法が導入されたことも、難点に挙げられよう。ディメンション分類というのは、能動性・受動性という特性を基盤に、依存・独立・両価・離反型の四つの特性を掛け合わせて、能動的依存型（社交性人格）、能動的独立型（攻撃性人

行動パターン	能動性	受動性
対人関係	ミロン名称→DSM-Ⅲ名称	ミロン名称→DSM-Ⅲ名称
依存型	社交性パーソナリティ →演技性パーソナリティ障害	服従性パーソナリティ →依存性パーソナリティ障害
独立型	攻撃性パーソナリティ →反社会性パーソナリティ障害	自己愛性パーソナリティ →自己愛性パーソナリティ障害
両価型	反発性パーソナリティ →受動攻撃性パーソナリティ障害	順応性パーソナリティ →強迫性パーソナリティ障害
離反型	回避性パーソナリティ →回避性パーソナリティ障害	非社会性パーソナリティ →スキゾイド・パーソナリティ障害
その他（ミロン分類で包摂できない）	境界性パーソナリティ障害 妄想性パーソナリティ障害	スキゾタイパル・パーソナリティ障害

表2　ミロンのディメンション分類とＤＳＭ-Ⅲパーソナリティ障害（福島章ほか編『人格障害』より）

格）などの八つの類型を理論的に作り上げる方法である。ＤＳＭ－Ⅲのパーソナリティ障害類型は、そのようにして理論的に作り上げられた類型に、それまで歴史的に記載された類型を当てはめるかたちで構成されたものになっている（表2）。

　そのため、多少とも無理が生じている。そのひとつに、受動的依存型（服従性人格）に当てはまるとされる依存性パーソナリティ障害がある。耳慣れない類型で、唐突に出てきた印象があるが、他の力を借りないことには自分で生活を営むことのできない人格とされる。その一般的な輪郭として、ＤＶ（家庭内暴力）やアルコール依存者の妻を格好の例として挙げている解説書が多い。いわば、人をだまして利用する性癖のある自己愛性や反社会性の人の餌食《えじき》になりやすく、時には、犯罪に加担する女性という印象さえ与えている。しかし、実際に臨床に携わっている立場からすると、彼女らは何の反発も感じずに、ただひたすらに服従しているだけではない。多くは、幼いころから逆境のなかで成長し、幸せな雰囲気のなかでのどかに生活することに不安を感じやすいマゾヒスティック（被虐的）な人である。彼女らは、意識的にせよ無意識的にせよ、よりよいものを期待しながら痛みや苦しみに耐え忍んでいる、あるいは、家族をばらばらにさせないという目的のために虐待に耐えている、といった意思（自我）をもっているのである。こういった人に「受身的な依存」という形容詞を当てはめるのは似つかわしくないような気がしてならない。むしろ、別の病名を当てた方が理にかなっているとさえ思う。

サイクロイド・パーソナリティ障害の別の姿

その一方で、最近、臨床の現場で、幼児的な感じのする、それでいて恋人を探し求めてやまない若い女性例をままみかけるようになった。彼女らを情緒的に支えながら治療していくと、単なる性依存者（エロトマニア）として片づけるわけにはいかないことがわかってくる。治療者に支えられて少しずつ情緒的安定を取り戻し、たしかな対象関係を得ると、隠れていた社交性と活動性を取り戻し、柔らかい情緒で心温まる雰囲気を醸しだすようになる。対象を得ると楽観的になり、対象を失うと悲観的になる人格として、K・アーブラハムが記載した口愛性格者（サイクロイド者）の一断面といえるものである。彼女らは、幼児期から母親のいいつけに従順でいたが、人生のある時期（たとえば、中学生）に張りつめていた緊張の糸が切れて、社会的自立に恐怖を感じる依存的心理にいたっていたことがわかってくる。サイクロイド・パーソナリティ障害の別の姿といってよいように思う。

サイクロイド・パーソナリティ（循環気質）とは、クレッチマーによって、気分障害（躁うつ病）の病前性格として記載されたものである。しかし、子どものころに剝奪《はくだつ》や虐待などのトラウマを体験したことで、その本来の姿がみえなくなっていることがある。

このサイクロイド・パーソナリティ障害は、DSM診断体系では気分障害（双極性障害）の項目に吸収されてしまっている。しかし、先述のような経験をするにつけ、筆者はぜひとも復活させるべきであると考えるようになった。そのため、本書では、ひとつの項目として挙げることにした。

回避性パーソナリティ障害と対人緊張症

さらに、筆者が注目したいのは、DSM-Ⅲで新しく登場した回避性パーソナリティ障害である。後述するように（第七章）、このパーソナリティ障害の「恥を怖れて滑らかな対人関係を形成できない」という基本的特徴は、わが国の精神医学で、長いあいだ注目を浴びてきた、対人緊張症の中核的心理である。アメリカではむしろ少数派であった対人恐怖症が最近になって社会恐怖（社交恐怖）として浮上したもののようにみえる。そういう意味では、わが国の精神医学は、この領域では先進国であるということができる。その視点から、本書では、対人緊張症の基底にある神経質傾向という点から回避性パーソナリティ障害に注目した。

以上を踏まえて、本書では、サイクロイド・パーソナリティ障害をパーソナリティ障害のなかに復活させ、回避性パーソナリティを神経質と同じ線上の病態として論じた。しかし、この論点は、必ずしもわが国の精神医学一般で受け入れられているものではない。本書で、筆者自らの見解を世に問うといったかたちで提唱するものである。

本書の構成

このようなことから、本書では、DSMの分類とは若干違った構成となっている。

まず、自我のまとまり、対象との関係の特徴から、ともすれば内面の感情や思考が重みをもちやすいスキゾイド、サイクロイド、妄想性パーソナリティ障害をひとつのまとまりとした（第一部）。一方で、その対極として、外界の価値観を人格のなかに組み込んで、存在のありようを外界と対峙《たいじ》させることにおく神経症水準の回避性、強迫性、演技性パーソナリティ障害を最後に置いた（第三部）。そして、主観と客観とが混じり合いやすい対象関係をもつ反社会性、境界性、自己愛性パーソナリティ障害をその中間領域にもってきた（第二部）。

すると、以下のようになる。

1．スキゾイド・パーソナリティ障害
（i）スキゾイド・パーソナリティ障害（スキゾイド構造が硬直化）
（ii）スキゾタイパル・パーソナリティ障害（スキゾイド構造が歪曲）
2．サイクロイド・パーソナリティ障害
（i）類境界型（サイクロイド構造を維持しているが、不安定）
（ii）依存型（DSM-Ⅲ、Ⅳの依存性パーソナリティ障害に該当）
3．妄想性パーソナリティ障害
4．反社会性パーソナリティ障害
5．境界性パーソナリティ障害
6．自己愛性パーソナリティ障害

7. 回避性パーソナリティ障害
8. 強迫性パーソナリティ障害
9. 演技性パーソナリティ障害

以後、順次、話を進めるが、各パーソナリティの自我構造、対象関係のありようにかんしては、第一〇章で詳述した。

第一部　主観的世界のなかの「私」

第一章　スキゾイド・パーソナリティ障害

――対象に呑み込まれる不安

第一部で取り上げるのは、クレッチマーが精神病の病前性格として描写したスキゾイド、サイクロイド・パーソナリティ障害、ないしは妄想性パーソナリティ障害である。共通する特徴は、外界（社会）との関係のありようである。

スキゾイドでは、周りの状況に無関心か、あっても稀薄であり、サイクロイドは烈しく社会的接触を求めながらも自らの気持ちが先立ってひとりよがりであり、妄想性では周りの状況をひどく歪めてとらえる傾向がある。いわば、外界のとらえ方がはなはだ主観的なのである。この基盤には自他の区別が十分にされていないという人格的構造がある。これを土台にして、与えられた社会的役割と体験に裏打ちされた社会的人格が形成されている。

超然とした生活態度

第一部のはじめに、本章では、スキゾイドについて扱う。これは、古くから認知されていた類型であるが、精神医学のなかで一般に受け入れられたのはE・クレッチマー（一九二一年）が統合失調症の病前性格として位置づけ、その臨床的輪郭を明らかにしたことにはじまる。スキゾイドはひとつのパーソナリティ（性格）であり、これが硬直化して柔軟性を欠くようになるとスキゾイド・パーソナリティ障害となり、さらに歪みが生じるとスキゾタイパル・パーソナリティ障害ということになる。

なお、邦訳として「統合失調気質」があるが、臨床現場では英語読みの「スキゾイド」が使用されることが多いため、本書ではスキゾイドで通すことにした。

スキゾイドの人の基本的特徴は、周囲との世俗的なかかわりを避け、超然とした生活態度を保っていることにある。世間体を気にすることがなく、他の面子《メンツ》を立てるとか、自らのステータスを保つためによい関係を維持するといった配慮がなく、自分の好きなように生きる生活態度が身についている。他人から規定される、つまりは心理的に乗っ取られる状況を間断なく振り払っているかのようにみえる姿もひそかな特徴に挙げられる。それだけに、友だちも少なく、ともすれば孤立した生活に陥りやすいが、孤独を怖れるところがない。むしろ、それを好んでいるかの印象さえ与える。この点がひきこもりながらも他者との関係を希求してやまない回避性パーソナリティ障害とは根本的に違う。加えて感情表出の乏しさもまた特徴的である。人触りの硬さ、冷たさを醸しだす心性である。しかし、社会生活を送るうえで必要最低限の社交性を身につけているだけに、それとは気づかれずに過ごしていることも少なくない。

世俗的なつきあいは好まない

先日、筆者は、ある尊敬する先輩とひさしぶりに一緒に杯を傾けた。彼は、大学時代には学生運動で鳴らした名士で、卒業後も我が国で革命が起きると信じてひたすらに研究に打ち込んできた経緯がある。それだけに業績も挙げていたのであろう、五〇歳を過ぎて革命は起きないとの認識に立ったとき、誘われるままに大学教授に就任した。そして、定年退職して後期高齢者になった現在もまだ、研究生活に余念がなく、執筆活動も盛んである。時折、雑誌やテレビに招かれるが、そうした世俗的なつきあいを決して好まない。彼は、世俗的に妥協してしまうと、自らの思考、それが生みだした理論の純粋さが侵される思いがするという。それだけに、雑誌その他で社会的に活躍している同輩は軽蔑の対象でしかない。そうした彼の姿をみていると、生活は質素だし、何を楽しみに生きているのだろうという俗な思いがしないでもないが、ただひたすらに机に向かって執筆活動に勤《いそ》しんでいる姿は立派というよりほかない。関心は、もっぱら同学の士が何年後に自分の理論を認めるようになるかであるという。

この先輩のケースが、健康なスキゾイド・パーソナリティであることは論じるまでもない。

関係の内にいることも外にいることもできない

こうしたパーソナリティの背後には、強い繊細さ、傷つきやすさがある。それは、単に傷ついて感情的反応をしやすい心理とは異なり、自我が未統合なために対象（個人にとって重要な人物、子どもにとっての母親など）の侵入によってバラバラになる不安と関連したものである。H・ガントリップは、対象関係論の立場から、これを「イン・アンド・アウト・プログラム（in and out program）」ととらえている。対象の庇護を求める一方で、対象に呑み込まれる不安にいつも晒《さら》されている、いわば、関係の内にいることも、外にいることもできない心理であると説明する。外界と接触を避けようとするのはそのためである。しかし、距離を取りすぎると、庇護によって支えられている統合が壊れる不安が生じる、つまり、存在感に揺らぎが生じるのである。そのため、彼らは両者のバランスを取るのによりよい適切な関係を求めることになる。

こうしたバランスを取るためには、感情の調節もまた大切な機能である。生々しい感情体験を調節して穏やかな感情に抑えるための防衛体制が敷かれている。

いわば、人格的脆《もろ》さに対して内外からのプロテクターが働いて、穏やかな心の変動で済むような仕組みが形成されている。E・ブロイラーが、こうした心の仕組みを、関心の重点が現実世界よりも内的世界に移動した心理構造であるとして「自閉」と呼んだことはよく知られている。時に、活発な外界との情緒的触れ合いがあるかのようにみえることもあるが、人格の中核部分は自閉の幕で仕切られているといってよい。

こうした外界との微妙な関係の上に成り立っている人格は、安全に生きる証《あかし》（実存感）を抱くことのできる特有の世界をもっている。現実と非現実（空想）とが交わる世界、具体的にいえば、音楽、文学、美術、料理、哲学その他の学問、あるいは宗教といった世界で精神的充実感をもっていることが多い。こういった人たちが常識的な感覚ではとてもおよばない感性をもち、秀でた才能を発揮して社会的貢献をなしている例は枚挙に暇《いとま》がないが、こうした背景をもとにしてのことである。

あるいは、読書家その他のさまざまな愛好家の姿をして登場することもよくみかける。さらには、自然を愛し、一人逍遥《しょうよう》しては、それを絵にし、詩歌にして楽しむといったことで、周囲の人たちを魅了したりもする。

一致団結して立ち向かうのは苦手

スキゾイド・パーソナリティの人が自らの生活に合わない状況に遭遇して精神医学的ケースになることも稀《まれ》ではない。

ある二〇代前半の女性は、五年前に地方の高校を卒業して、大手企業に就職、上京した。問題なく仕事をこなしてきたが、半年前に新しいプロジェクトに組み込まれてから調子を崩したという。チームでは午前八時半の現場集合が義務となっていたが、そんなある日、うっかり朝寝坊してしまったのであった。チーフに強く注意を受けた。そのときから、絶対に遅刻してはならないという観念に取りつかれて不眠症になった。しだいに肩凝り、頭痛、めまいをきたして、近くの精神科クリニックを受診した。うつ病といわれ、投薬を受け、気持ちは多少とも軽くなった。

ところが、受診一ヵ月後に、ふたたび、朝に起きることができなかった。目を覚ますと、集合時間の八時半をとっくに過ぎていたのである。ふたたび落ち込んで、やる気がなくなり、判断力も鈍ってしまった。病気休暇をとることになった。

休みをとって両親の住む郷里へ帰った。しかし、田舎ではいろいろと近所づきあいがあって疲れることに気づいた。発熱するなど体調を崩し、考える余裕もなくなって帰京したのであった。ふりかえると、中学、高校時代から無理をすると熱を出して休んでいたことを思いだした。細長型の体格で、性格は従順で争いを好まず、一人の方が楽であるという。料理が好きで、空想やテレパシーの世界に親和感があり、読書もよくする。これまで努力をして友だちを作ってきたが、腹を割って話す友だちができたことはないという。

与えられた生活環境で何とか適応していた若者が、ちょっとした無理をきっかけに坂道を転がるように無力化してしまったのであった。注意をされてプライドが傷ついて落ち込んだという話ではない。抵抗できない力に圧倒されて人格の中核部分に揺らぎが生じてしまった、心理的に乗っ取られた状況をふりはらえなくなったということである。

最近、こうした例をみかけることが多くなった。スキゾイド・パーソナリティの人が無理に周囲の歩調に合わせようとするといけない。彼らは、プロジェクトチームなどの作業集団のメンバーに選ばれて、一致団結して目標に立ち向かうという状況は得意ではない。状態としては抑うつを呈するが、その背後に人間社会に対する恐怖がある。周囲に対して築いていた壁を打ち破られて、バランスを壊してしまった心境になっているのである。

彼女は、その後、休職して、一年半後に復職した。回復のきっかけは、郷里の田舎にふたたび帰って鶏や犬の世話をしたこと、従姉妹《いとこ》たちが子どもを連れてよく遊びに来てくれたこと、そして数人の親しい同期の女の子たちからメールをもらったことだという。回復に与《あずか》って力になったのは、数少ない気の合う人たちとの心おきない人間的な触れ合いであった。

「調理師以外には生きる途がない」——スキゾイド・パーソナリティ障害

スキゾイド・パーソナリティの人で、社会生活のなかで傷つき体験をして、精神医学的問題を呈し、これまでの生活パターンを維持できなくなった状態を、私たちはパーソナリティ障害と呼ぶ。その代表的なのが、ある種の「ひきこもり」である。以下にスキゾイド・パーソナリティ障害の症例を紹介したい。

三〇歳代前半の男性は、過去一〇年余りのひきこもりを主訴に来院した。

子どものころからの夢であった調理師になるべく、高校卒業と同時に上京し、専門学校に入って資格を取った。そして、すぐにホテルの調理室に就職した。二〇歳のときである。真面目に働いていたが、一年後のある日、玉ねぎを刻むように指示されて調理をはじめると、突然、上司に罵声《ばせい》を浴びせられ、手を叩かれたのであった。以来、ショックで家にこもり、退職してしまった。その後、いくつかの施設でひきこもりの治療を受けてきた。治療を受けているあいだに知り合った年上の女性と結婚したが、彼女の烈《はげ》しい感情にふりまわされる生活が三年ほどつづいている。筆者の外来を受診したのは、仕事に行けないことと、烈しい性格の妻との生活の送り方の相談のためであった。

治療を受けるようになって、彼は、家庭内の混乱を報告するなかで心の整理が多少ともついてくると、離婚を決意した。そして、ひきこもりの小さな自助グループに参加するようになった。まもなくすると、ことの発端となった上司の叱責が生々しく想起されるようになった。驚いたことに、彼は、叱られて自分はダメ人間だと思ったとか、上司に対する恨みの感情をまったく抱いていなかった。ひたすらに、自分が玉ねぎを捌《さば》く指示についていけなかったこと、気圧《けお》されてどうしてよいかわからなくなったこと、そして、いまなおその気持ちから抜けだすことができずにいることを語るのである。プライドを傷つけられて、ひきこもる神経質者とは異質の心理的反応といってよい。

　まもなくすると、彼は弁当配りのアルバイトをはじめるようになった。調理場から弁当を持ちだすという仕事であったことは、調理師に復帰するためのひとつの道程と考えていたようである。そこで彼は、少ないながらも友だちを得た。すると、必ずしも調理師にこだわる必要はないのではないかと考えるようになった。アルバイト先の本社で正社員になる道があることを知った友だちが「君はどうだ」と勧めてくれたのである。同僚は、本社からやってくる部長に接触する機会も設けてくれた。

　その後、一年余りの紆余曲折を経て、本社がもっている施設で夜間警備の正社員の仕事を見事に射止めることができた。実際に就職して彼が最初にいったことは、調理師の仕事にはミスが許されない厳しさがあったが、警備の仕事は簡単な手順さえ踏んでいれば大変なことにはならないという安心感についてであった。社会は厳しいところだと考えていたが、いまや自分を優しく包んでくれるところもあるのだと実感したという。

　このようなスキゾイド・パーソナリティ障害とスキゾイド・パーソナリティとの違いは

生活態度に柔軟性が欠如しているかどうかということである。彼は調理師以外では生きる術《すべ》がないと考えていて、生きることのできる空間が非常に狭くなっていた。それ以外の世界に対し烈しい恐怖感さえもっていたのであった。

別のスキゾイド・パーソナリティ障害の四〇歳の男性は、中学時代から自動車が好きで、将来はその方面で仕事をすることに決めていた。しかし、大学受験ではめざす機械科に失敗して電気科に甘んじ、就職活動でも自動車会社に失敗して仕方なくIT関連の会社に勤めることになった。システム・エンジニアとしてそれなりの仕事をし、普通に結婚して家庭をもつまでになっていた。ところが、三〇代後半になって実績を買われて課長への昇格を勧められたのである。部下を采配し、外部との折衝をしなければならない立場に強い違和感をもち、その任にあらずとして断ったが、上司に強く推されて引き受けざるをえなかった。しかし、昇格してまもなくすると、心と身体が分離したような感じに襲われて落ち込んでしまったという。うつ病として治療を受けてきたが、治らないために筆者を受診してきたのであった。

さらにまた、二三歳の男性は、中学二年のとき、担任の無理な指導にパニックになって以来、クラス全体が自分の悪口をいっているように感じて不登校になった。それ以来、高校にはまともに行けず、統合失調症患者として八年ほど治療を受けてきたが、いまもなお、ひきこもりの状態にある。診ると、統合失調症的な人格の崩れはない。スキゾイド範《はん》疇《ちゅう》の状態と考えた方が理解しやすいと判断した。社会的接触に圧倒されて人格の中核に揺らぎが生じ、心理的に乗っ取られた状況に陥ったままに過ごしてきたといえる。そういう理解を示してやると、彼は、はじめて自分を取り戻す筋道がみえてきたという。

稀薄な現実感覚――スキゾタイパル・パーソナリティ障害

つぎに、スキゾタイパル・パーソナリティ障害についてみてみることにする。

スキゾタイパル・パーソナリティ障害は、一九八〇年のDSM－Ⅲにはじめて登場した類型である。その基本的輪郭は、統合失調症を発症しているわけではないが、その状態に限りなく近いということにあるらしい。スキゾタイパルとは、生物学的、遺伝学的、現象学的、予後ならびに治療に対する反応などの点で統合失調症に重なる部分が大きいという意味である。事実、ICD－10（国際疾患分類）では統合失調症のカテゴリーに入っている。それを裏づけるかのように、この病態は、対人接触の冷たさ、一人を好むというスキゾイドの人格を土台に、思考、知覚、感情、対人関係において現実感覚が消失している、ないしは稀薄になっているという特徴がある。

基本的な外観は、奇異な、あるいはその場にそぐわない服装をし、他を寄せつけない独特な世界を形成して、異様な感じを与えるということになっている。ただ、実際の臨床場面では、必ずしも奇異な印象を与えるわけではない。多少のコミュニケーションを取るようになると、独特な世界を形成していることがわかってくるといった程度である。

お父さんの考えていることがわかるというテレパシー的思考、自分の分身である「彼女」が右後方から自分を看視し、護ってくれているといったことが患者の口から語られる。自分はオドロオドロしい魑魅《ちみ》魍魎《もうりょう》な人間だからみんなにイジメられる、敬遠される、白眼視されるといった被害者意識が述べられる。あるいは奇妙さをのぞかせながらも芸術性の高い絵画や創作（陶芸、彫刻など）の才能を目の当たりにしていくなかで、患者が奇異な世界を形成していることがわかってくる。

もうひとつの特徴としては、ケースにもよるが、奇妙な強迫性を示すことがある。細部にわたって細々《こまごま》と話さずにはいられないので話が回りくどくなる。それで、要するにこういうことですね、と話をまとめてやると逆に面接が混乱してしまうといった性質のものである。

それより何よりも、臨床家が直面しやすいのは、こうした精神世界が背景に退いて、他のパーソナリティ障害でみられやすい過食・自傷・過量服薬、あるいは援助交際といった行動障害が前面に出てくる状態である。

このスキゾタイパル・パーソナリティ障害における衝動行為の特徴は、他のパーソナリティ障害とちがって、周囲は患者がなぜそうした問題行動に走るのか理解できないという不可解さにある。境界性パーソナリティ障害では、些細なやりとりのズレから「見捨てられた」と感じて自傷行為に走るとか、親に裏切られたという思いから自棄《やけ》になって援助交際に走った、といった心理的経過がうかがえるが、スキゾタイパル・パーソナリティ障害では、周囲にも、本人にもその心理過程がわからないのである。わけもなく烈しい行動が突出してくるため、周囲は混乱し、戸惑ってしまう。

扉の前に父がいる

二〇歳になる女性は、小学生のころ、大勢の人のなかにいるのが怖く、人前で頭が働かなくなることがあった。一人で、車に轢《ひ》かれたり、犬にかまれたりする空想をしていた。そして、高校一年になると、両側の前腕を盛んに切るようになった。両親はイジメがからんでいるようだというが、原因ははっきりしない。地元のクリニックを受診すると、境界性パーソナリティ障害といわれて治療を受けるようになった。興味深いのは、しばらくすると治まることである。

ところが、一八歳になって、大腸機能異常症にかかり、治療のためにいろいろと生活の制限を受けるようになると、ふたたび、自傷行為が頻発するようになった。ある大学病院を受診して二回ほど入院治療を受けた。このときも境界性パーソナリティ障害の診断であった。しかし、何ゆえに、入院せねばならぬほどの烈しい自傷行為をともなうのか判然としないままであった。少なくとも、筆者を受診したときは、その印象が強かった。

性格は、無口で過敏、傷つきやすい、非社交的で一人を好むという。そして、電車のなかで周囲の人たちに何かいわれているような感じがいつもするというが、人格全体に崩れた印象は与えない。外来で、数ヵ月、様子をみたが、きっかけがはっきりしないまま死にたくなっては手首自傷を頻発させるし、薬物療法に対する反応もよくないことから、スキゾタイパル・パーソナリティ障害であろうと判断して、別の病院に入院治療の依頼をした。二ヵ月の入院で見違えるほど安定した状態になって帰ってきた。ここで治療は一旦中断した。

ところが、一〇ヵ月後にふたたび来院した。彼女によると、その後、経過がよく、美術系の専門学校に入って順調な学園生活を送っていたが、次年度にはじまる専門課程で何を専攻するかを決めねばならなくなって混乱したという。友だちがとても上手な絵を描くので太刀打ちできないと思ったら、登校するのが怖くなったのだった。彼女に対して、父親が「逃げている」と批判するため、たいへんな圧迫を感じたという。また、母親がいろいろとメールを送ってくるのも辛くなっているという。そしてふたたび、手首を切るようになったのであった。

興味深いのは、この時点で、内面の話をするようになっていたことである。これまでもしばしばあったが、物音や人の声が聴こえてくる、閉めきった自室の扉の前に父がいるのがわかるので戸を開けてみるとそっと隠れるという。そして、誰かに「もうそれでいいよ」といわれると安心する、と内的体験を打ち明けるのであった。

マイペースな生活が可能なところではそれなりに安定した生活を送ることができるが、何か現実的なことに直面し、それに対応しなければならなくなるとバランスを壊しやすくなる。そのことが判明すると、彼女はずいぶんと落ち着いた。

このケースでは、専門課程を前にして専攻を選択しなければならない圧力もさることながら、ひきこもった患者に対する両親の態度の圧力の方が大きかったようである。半年後の来訪で、自分の考えをもち、両親との距離をとる姿勢をもちはじめたことが見て取れるようになった。人格的により安定してきたことはたしかであった。

アズ・イフ・パーソナリティ

スキゾタイパル・パーソナリティ障害の人の特徴は、スキゾイド・パーソナリティ、スキゾイド・パーソナリティ障害の人にくらべると、現実から遊離した独特の幻想の世界を形成し、現実世界との通路が極端に細くなっていることである。そのため、先のケースでも、大腸機能異常をめぐる細々とした現実的な対応、専攻選びの際の両親の圧力といった現実が迫ると、それに圧倒されてバランスを壊してしまうのである。父親の「逃げている」という言葉は絶対的な力をもって迫ってくるのであった。

こうした心理構造を説明する理論としてよく引き合いにだされるのが「アズ・イフ・パーソナリティ（as if personality）」という、女性精神分析家H・ドイチュが提唱した概念である。彼女によると、みるからに正常な人格のようにみえる患者が、精神分析療法を進めていくと、それはみせかけの適応のよさに過ぎないことがわかってくるという。この種の人は、対象からのメッセージを素早くキャッチしてそれに合わせるが、それは対象の考えや感情に調子を合わせているだけで、真の情緒的触れ合いが成立しているわけではない。内面は空疎で、隠された攻撃性は容易に周囲への悪意に変わるといった特徴をもっていると述べている。

このアズ・イフ・パーソナリティは、その後、D・W・ウィニコットが「偽りの自己」という概念へと発展させた。生まれてまもない赤ん坊の自我は、未統合で、ともすればバラバラになりやすい自我状態にあるが、「ほどよい母親」に護られてはじめて自己を体験できるようになるという。いわば、赤ん坊と母親の自我が対《つい》をなしてできた「本当の自己」の登場である。ところが、その庇護機能をもつことのできない「ほどよくない母親」に育てられると、母親の意向に服従したかたちの「偽りの自己」を発展させるという。自分を支える母親（環境）を心地よいものとして体験できない自己、主体性のある自己として生きることのできない人格ということができる。

以上を要約すると、スキゾイド・パーソナリティの人は、決して社会との活発な交流があるわけではないが、それなりに社会的感覚を発達させていて安定した社会生活を送ることのできる人たちである。そして、独特の創造的な世界を形成して、内面的な充実感を求めるところがある。これがスキゾイド・パーソナリティ障害になると、もともとのスキゾイド性格に加えて、社会との世俗的な関係の幅が非常に限定されて、外界からの接近をかたくなに拒んでいるため、年齢相応の社会生活（仕事、周囲とのつきあいなど）を送れない状態にいたる。

さらに、スキゾタイパル・パーソナリティ障害になると、幼いころから周囲に合わせ、服従するような自我構造を作り上げ、人格の芯となる本当の自己を形成できないままに成長している人格ということになる。そのため、現実的な社会的課題に直面すると、一挙に人格のバランスを壊し、一過性の精神病状態をきたしたり、烈しい自傷行為、援助交際、物質（アルコールや薬物）乱用などの凄《すさ》まじい衝動行為に走ったりする。

いずれのケースも、遺伝素質的側面を無視できないが、生い立ちのなかで形成される自我構造の歪みもまた等閑視できないということである。

スキゾイド性格を活かす道

こういった人に対し、周囲はどう対応すべきか。

まずは、スキゾイドの性格を明らかにし、患者とともにそれを分かち合うことが出発点となる。実際に臨床の現場でも、非社交的で、争いを好まず、どちらかといえば一人を好むという性格を家族ならびに患者自身がよく認識していないことが多い。そして、明朗闊達をよしとする一般社会の風潮にあって、スキゾイド・パーソナリティは歓迎される人ではないかのような印象を与えがちであるが、決して社会的に劣った性格ではなく、その性格だからこそできる創造の世界があることを知ってもらうことが大事である。スキゾイドの人間として社会的に伸びていく道はいくらもある。事実、その性格を活用して大きな社会的貢献ができること、そうした人がたくさんいることを患者だけではなしに、治療者はもちろん、友だちや家族など周囲が共有する心掛けが求められる。患者にとっては、周囲に無理に合わせるのではなく、マイペースを保つ生活が何よりの財産であることを周囲の人たちと分かち合うことが重要である。

「赤ずきんちゃん空想」をこわす

ついで、治療的な関係は、呑み込まれる不安、あるいは迫害される不安を、患者に準備させることにもなると知っておいた方がよいだろう。彼らが、接する者に対し、「赤ずきんちゃん空想」、つまり、いかにも優しいおばあさんの姿をしているが、いつ自分をむさぼり喰う狼に変身するかわからないという感覚をもちやすい、というのはひとつの定説といってもよいほどである。それだけに、周りの者は、患者が非常な警戒心をもちつつも、「かのよう(as if)」な関係、つまり、無理にでも相手(対象)に合わせようとする姿勢をもちやすいことには注意しておかねばならない。

こうした関係のなかで、治療者ないしは友だちに求められるのは、患者が秘かに描いている人物とは違った「人間」でありつづけることである。周囲の人間は、患者が想像するような危険きわまりない人間ではなく、それなりに助けになることをいろいろな現実場面を通して体験できるよう心掛けることが求められる。真摯《しんし》な態度を維持しながら、ときには冗談まじりのユーモアに富んだ対応が彼らの自我を支えることになることもまた知っておきたい。スキゾイドの人は、ユーモアを欠いた生活を送っていることが多いために、そうした態度に接することで、心が和み、安心し、親しみの気持ちをいだくようになる。そうなると、患者なりのペースで社会参加を楽しむようになってくる。

治療者が心掛けるべきは、患者の内面の感情、欲求、考え、空想などを暴き立てないことである。何もかも打ち明けて内面のモヤモヤを吐きだして心をスッキリさせるとか、情緒的交わりを深めることは治療に役立つという常識的な考えから、カウンセリングを勧める人が少なくないが、こうした態度はスキゾイドの人には有害となり、決して治療的とはならない。

それと同時に、治療者が社会的役割を強いているわけではないことをそれとなく知らせることも大事である。いろいろな社会的場面への参加を促さないようにすることはもちろんのこと、たとえば、自ら被災者の支援活動のため東北に出かけたというような報告を受けても、社会的参加をし、社会的貢献をしたことを賞賛するよりも、参加してどのような情緒的体験をしたか、自分なりにどのような自己表現ができたかを訊《き》いてやる方がはるかに支持的なのである。名誉欲、金銭欲などの世俗的な欲求を刺激することは慎んだ方がよい。

それともうひとつ、動物や幼い子どもを介した他者との交わりも自分を取り戻すのに役立つことが多い。あるいは面接中に小説その他で描かれたさまざまな人間模様を話題にしながら、人間心理のありようを語り合うやり方もあるであろう。いずれも、彼らが現実と想像の世界を往き来するなかで内的世界に親和性をもちやすいことに注目した対応の仕方である。彼らにとっては、直接的に自らの内面を語らされるよりもはるかに負担が軽いのである。また、文学、絵画その他の芸術的な活動を通じたかかわり合いも考えられよう。それは芸術療法のかたちをとることもあれば、そうしたグループへの参加を通しての体験もあるであろう。これらは社会との接点を与えてくれるよい機会である。

デイケアその他の小集団活動も自我支持的となりうることも知っておいた方がよい。彼らにとっては、出欠を厳密にとり、作業内容をしっかりと評価するデイケアより、枠組みの緩い活動のデイケアの方がはるかに安心だし、安全である。さらにいえば、社会復帰をめざしたデイケアよりも、社会的責務から解放された、いわば遊びやレクリエーション的な要素の多いデイケアの方がはるかに社会とのつながりを実感しやすい。外からの押しつけではなく、自分を自由に表現できる要素をふくんでいると、周囲に受け入れられていると感じ、心配していた悪いことが現実には起こらないことを体験できるのである。すると、少しずつ他の人たちと一緒にいることを楽しめるようになる。

第二章　サイクロイド・パーソナリティ障害

——強い一体化願望

避けて通れない病態

序章でも述べたように、サイクロイド・パーソナリティ障害は、ＤＳＭ診断体系にはない類型であるが、現在の精神科臨床では看過できない状態として、あえて、取り上げることにしたものである。

サイクロイド（循環気質）とは、Ｅ・クレッチマーが躁うつ病の病前性格として記載した人格像である。彼は、これらの人がもつ抑うつ的要素と躁的要素とが、コインの表裏をなすように「循環する」という意味でサイクロイドという用語を用いた。前章の非社交的なスキゾイドとは対照的に、「社交性」を特徴とする性格である。この二つの人格傾向（性格）は、臨床的によくマッチしたこともあって、ドイツならびに我が国の精神医学では、幅広く受け入れられてきた。

一方、アメリカでは、事情が異なるようである。うつ病性ならびに躁病性パーソナリティとしてそれぞれの独立したカテゴリーとして記載され、躁とうつの両面をもつサイクロイドという考えが受け入れられた形跡はないようにみえる。

そのためか、一九八〇年にＤＳＭ－Ⅲが登場したとき、うつ病性ならびに躁病性パーソナリティは気分障害のなかに包括されて、サイクロイドという人格傾向ないしその障害という概念は精神医学的診断体系から外されてしまった。この一因に、アメリカ人のもつ国民性、いわばパーソナリティが全体としてサイクロイド的な性向をもっていることがあるのかもしれない。アメリカ人によく慕われているといわれるＥ・Ｍ・ヘミングウェイの小説を読んでいると、いよいよその感を強くする。

ただ、サイクロイドを外した影響は、ＤＳＭ診断体系が広く浸透するにつれて、我が国の精神科医にも広くおよんでしまった。サイクロイドという診断がなされることがなくなり、うつ病、双極性障害という診断の陰に隠れてしまったのである。

しかし、筆者は、サイクロイド・パーソナリティの人は身近にたくさんいるし、その性格類型を基盤にした気分障害、ことに双極性障害（躁うつ病）が注目を浴びるようになるにつれて、サイクロイドのもつ意義はさらに大きくなったと考えている。ＤＳＭ診断体系のパーソナリティ障害類型とは別に、ここにあえて、サイクロイド・パーソナリティ障害を登場させた次第である。

そしてまた、研究をつづけるうちに、ＤＳＭ診断体系のなかで依存性パーソナリティ障害と呼ばれる状態の中核的ケースは、このサイクロイドを基盤にしたものではないかという考えをもつようになった。筆者のこの考えは、現在の我が国の精神医学界に必ずしも受け入れられているわけではないが、依存性パーソナリティ障害の理解と治療を考えるとき、避けて通れない病態のような気がしている。

サイクロイド・パーソナリティの三つの特性

クレッチマーは、サイクロイド・パーソナリティ（循環気質）として、

1. 社交的、善良、親切、温厚
2. 明朗、ユーモアがあり、活発、激しやすい
3. 寡黙、平静、陰うつ、気弱

の三つの特性を挙げている。

最初の群は、サイクロイドの基本をなす部分で、クレッチマーが、同調性と呼ぶ、対象関係的特徴に属する。対象と一体となって、現実的な関係を楽しみ、社会的に活動することに実在感をもつ特性である。礼儀、つつしみ、型にはまるといった態度より、人間的触れ合いを求める心理である。よく引き合いに出される「世話好き」もまたこれと関連している。その点、第二、三項目はそれぞれ躁的要素、うつ的要素と関係したものである。

つまり、この気質は、「社交的で善良、世話好きで、人に親しまれ、ユーモアを解し、

人生をあるがままに受け入れる傾向をもち、柔らかで温かみを感じさせる人間味をもち、態度は自然で開放的、周囲の人とはたちまち友だちとなる」人たちを表現したものである。職業的活動にあっては、難しい対人関係の綾《あや》を見事にさばく実務家でもある。一代で財を成す人物に、このタイプの人が少なくない。その一方で、他者の不幸や苦しみに物静かに共感し、控え目ながら理屈抜きで人の理解者となるタイプの抑うつ的要素をもった人もまたいる。物静かに酒を酌み交わしながら友情を楽しむのをよしとする特質もまた、この種の心性に通じる。

何時も友と一緒にあり

筆者には、学生時代、ラグビー部で鳴らした先輩がいる。多少とも筋肉質な感じのする肥満型体格で、人当たりは柔らかく、何時《いつ》も友と一緒にありといった印象を与える。決して争うことをしない。精神医学を志してまもなくすると、社会的弱者である精神病者に我が身を捧げることが自らの使命と感じるようになった。四〇歳代半ばで病院を開設すると、朝礼に職員のみならず、入院患者さんまで広い中庭に集めて講話をすることを常とした。みんなと一緒であることを確認しているかのようである。それだけに、彼の周辺には、医師のみならず、看護師その他の取り巻きが生じて、あたかも一家を形成しているかの印象を与える。そして、外国に新しい治療法があると知ると、出かけていって、そのシステムを導入する。採算を度外視しての実行である。周囲は、夢を夢に終わらせない実行の人と評する。そして、後輩が窮地に立ったと聞くと、出かけていってその解決に尽力するし、大災害が起きると医療チームを編成して支援に走るのである。

もちろん、精神医療に限ったことではない。政界、財界、官界、法曹界、あるいは芸能界といった領域で名を成した多くの傑出人には、この種の人が少なくない。人間が営む社会では、欠くことのできない大切な人格である。

強い一体化願望

いま紹介した話からもわかるように、サイクロイド・パーソナリティの基本的特徴は「社交性」である。人間的触れ合いを喜び、社会的活動に生き甲斐を感じることを特徴とし、対立・不和を避け、みんなとワイワイガヤガヤ楽しむことを得意とする。さらに、人のため、世のために尽くすことを人生の目標にしているかのような印象を与えている。

クレッチマーは、こうした周囲との特有な関係の作り方を「同調性」という言葉で表現した。「この種の人は、通常の交際において、自らの情緒を強く動かし、喜ばせ、晴れれば晴れさせることを求める。すべての刺激が、彼らに共鳴を呼び起こす。抑制とか、過去の出来事に左右されることはない。彼らは現在の環境が醸しだす雰囲気に溶け込み、ただちに共鳴し、仲間となり、順応することができる。どんな小さな事柄も、どんな対象も、温かな色合いを帯びている」と述べている（『体格と性格』相場均訳）。対象の喜びを嬉しく感じて笑顔を送ると、それがまた対象を喜ばせるような関係に元気の素《もと》があるのである。

このような特異な対象関係を作りだす内部構造とはどのようなものか。

S・フロイトは、『悲哀とメランコリー』（一九一七年）のなかで、「自分はムダ金遣いの有害無益な人間である」と自責的になっているうつ病の女性の話を聞いているうちに、ムダ金遣いの有害人間はつい先だって死んだ彼女の夫であったことに気づいた。フロイトは、この婦人の自責の念を、夫を自分のなかに取り入れて自分の一部にし、その一部に対して攻撃しているのだと考えた。彼が「自己愛的同一化」と呼んだものである。

これを受けて、K・アーブラハムは、フロイトのいう対象喪失を口愛期（精神分析の発達理論で、乳児が口唇に快感を覚える段階）の母子分離の過程で生じる「対象の破壊」に由来すると考えた。バラバラであった自我が時の経過とともにひとつのまとまりをもつようになると、幼児は母親からの分離を図るべく母親に烈しい攻撃の矢を放つようになるというのである。歯で乳首を嚙む行為がそうである。しかし、幼児はまだ母親なしでは生きていくことができない。そこで、破壊した母親を大急ぎで自分の手許に引き戻そうとする。これがフロイトのいう自己愛的同一化の実態であると考えた。そして、これに「対象との一体化」という用語を用意した。人生のこの段階で母子間の問題を残すと、強い「一体化願望」をもつ性格が形成されると考えた。「口愛性格」と呼ばれるものである。この一体化がクレッチマーの同調性と同義であるし、口愛性格がクレッチマーのサイクロイド・パーソナリティということになる。

この口愛性格は、まとまりを欠くスキゾイドの自我と違って、ひとつのまとまりをもつにはいたっている。しかし、まだまだ母親（対象）が必要な自我状態である。そして、背後には、絶えず、対象破壊というテーマをもっているということになる。それだけに、対象と一緒にいると元気が出るが、対象がいなくなると気弱になるという特性を残す。そのため、サイクロイドの人は、これを克服すべく、「悪い自分は先々見捨てられないように一生懸命に人のため、ひいては社会のために尽くす人間であらねばならない」（N・マックウィリアムズ『パーソナリティ障害の診断と治療』成田善弘監訳）という心理的構えを作りだしているといわれる。心の奥深くに対象破壊（怒り）というテーマを埋め込み、そのうえに楽園の世界を作り上げた人格である。大きな人生目標、信奉する組織（会社など）や崇拝する上司や先輩をもち、私生活や仕事面では絶えず協力者や支援者などに囲まれているというサイクロイドの特徴はこのようにして形成されたものである。

クレッチマーはこうした内部構造は遺伝素質的基盤をもったものと考えた。一方、精神分析は離乳期の母子関係の問題を残したものとした。臨床現場で観察していると、サイクロイドはその基盤に遺伝素質をもってはいるが、幼児期の発達段階に決定的な出来事があると、本来のサイクロイドの発達を歪め、パーソナリティ障害にいたるという印象を与える。気分障害（うつ病、双極性障害）やサイクロイド・パーソナリティ障害をみていると、発達過程での有害な体験を考えざるをえないことが多いのである。

サイクロイド・パーソナリティ障害というべき、つぎのケースをみてみよう。

怒りを暴発させる優しい男性

三八歳の男性は、動悸、胸部圧迫感をともなうパニック発作をもって受診した。右膝の怪我をして家にいなければならなくなったこと、実母が脳梗塞で家に帰ってきたこと、そのため妻に負担がかかって不機嫌になってしまったことが原因であるという。「ボクは外に出て働けるようになると楽になるのです」と述べている。いかにもサイクロイド（肥満型体格、人当たりが柔らかく、善良）という印象がある。

ところが、その一週間後に刑事の来訪を受けた。男性がひどい暴力沙汰を起こして留置場に入っているという。事情を話すと、彼はすぐに解放された。

その翌日に受診した彼は「自分は、幼いころに母親が離婚して祖母に預けたまま姿をくらましたので、『野放しの育て方』をされた、それで甘えることを知らない、妻にどう接したらよいかわからないのです」と心境を説明する。優しい母親を求める心理はあるが、妻はいたって情緒不安定なために、安心して頼れないという。

その一方で、彼は中学生のころから喧嘩早くて番長でもあった。「ボクは、勉強嫌いで卒業と同時に住み込みで土建業に従事し、三〇歳で土建会社を設立した。人の面倒はよくみるが、金を使い込まれたり、だまされたりすると烈しい怒りが炸裂する。そのため、留置場に三度ほど入った。その一方で、ボクには正義感の強いところがあって、友だちがやられると仕返しをしないと気が済まない。少年院出身の若者も預かっている」という。

多少の抗不安薬でパニック発作はほぼ治まったが、留置場勾留のとき、右膝が蜂窩織炎《ほうかしきえん》となって外科病院への入院を勧められるまでになった。しかし、とても入院できる状態にはないという。「よれよれになって、泣きべその姿をみせたのははじめてだけど、本当は一人で知らないところに行く(宿泊する)のが怖いのです」と述べている。そのため、ここ(精神科病院)に入院させてくれというのである。外来で筆者に親しさを感じるようになった結果のようであった。そこで入院させることにした。

ところが、入院の手続きを終えて病棟に行ってみると、入院したくないといいだしたのであった。病棟に出かけていって事情を聴くと、病室をみた途端に留置場を思いだした、やはり一人で部屋にいるのが怖いというのである。これまで他人に身も心も任せた経験がなかったことを話題にし、看護師の世話を受けてみるのはよい体験であると説得することになった。結局、一週間の入院と決まった。一週間後、退院前の患者に会ってみると、「こんな経験ははじめてで、入院となるとどうしてよいかわからなかったが、先生にいわれて、看護師さんの世話を受けたら、すっかり安心しました」と清々《すがすが》しい顔をしている。長年、求めながら得ることのできなかった母親の愛とはこうした体験であろうと説明すると、納得した様子であった。

その後、多少の不安はあらわれているが、精神状態は想像以上に安定している。

このケースの男性は、女性の世話を受けなければならない状況が苦手で、混乱しやすく、ときに烈しい怒りさえ突出させ、警察沙汰におよぶことさえある。しかし、反社会性の人にみられる、相手を裏切る、利用するなどの破壊性は微塵《みじん》もない。接する者に人間的な温かさを与えてやまないし、普段は社会的貢献（世のため、人のため）をすることが楽しみな人格である。ただ、自分にとって難しい状況になると、一過性の破綻をきたすということであろう。幼児期にじゅうぶんな依存を体験できなかったことによると思われる。そのため、その点に絞って依存の体験をさせると、驚くほどに安定し、ふたたび社会的貢献をなす人格が復活してきたのである。

職場や交友関係での無力感――類境界型サイクロイド・パーソナリティ障害

いま紹介したように、サイクロイドの素質をもって生まれながら、その後の劣悪な成育環境のために、本来の明朗で社交的な人格に揺らぎをきたしている人たちがいる。パーソナリティ障害と呼ぶにふさわしい状態である。いくつかの型があるが、ここでは境界性パーソナリティ障害に似ているという意味での「類境界型」と、依存性パーソナリティに該当すると考えられる「依存型」の二つのタイプを挙げるが、まずは前者からみてみたい。

ある女性は、彼氏が浮気していたのを知って落ち込み、過量服薬のために救急搬送された。メンタルヘルス関係の仕事に就いて二年目、二四歳のときであった。クリニックを受診すると、境界性パーソナリティ障害と診断され、治療を受けるようになった。当時すでに、過食、手首自傷、過量服薬、性依存といった症状があった。しかし、なかなか改善しないために、いくつかのクリニックを受診しているうちに、八年後、筆者にめぐり合うことになった。三二歳になっていた。

このとき、筆者は「双極性障害」と診断した。たしかなうつ病症状がみられること、たいして親しくもない関係の男友だちと簡単に性的関係に陥るが、その関係の持ち方は淡白であることに加え、社会的には活動的で、人の世話をする仕事には熱心で、クリニックの受付嬢との打ち解けた関係のつくり方など、サイクロイド・パーソナリティに似つかわしい臨床像が何よりの根拠であった。

それを告げると、彼女は、それじゃ私は高校のときから病気だったと述べている。「高校に入って、父親にバイトはダメ、進学はダメといわれて、勉強もせずに新宿あたりに遊びに行ったり、家で寝ていたりしていたが、普通の状態ではなかった。反抗はするが、自分に自信がないのでひきこもってしまっていた」というのである。

暴力的な父親の一方で、彼女の母親はというと、具合が悪くなった娘が自分の布団に入ってきても受け止めることができないといって、自らカウンセリングを受けている、そのような状態であった。

その後、中等量の気分安定薬、非定型抗精神病薬などを中心にした処方と、生活の相談に乗る姿勢をもちつづけて応対していると、彼女は老人施設で働くようになった。熱心に老人の世話に勤しんでいるようであるが、しばらくすると、仕事に耐えられなくなって、イライラして両親に暴力的になると筆者に訴えるようになった。上司に対し、「ふざけるな、安月給でこき使いやがって、私が何もいわないのをいいことに働かせるだけ働かせて感謝の一言もない」と怒りが生じてくるのである。

そこで、この状態がこれまでくりかえされたことをたしかめて、どのように対処してきたのかを訊いてみた。すると、家に帰ると暴れてしまうので、一人暮らしをはじめたり、二〇代のころは寂しくなると、すぐに男友だちとセックスに走ったりしていたと述べている。「最近では、身体も太ってセックスの相手をしてくれる友だちもいなくなった。それでも寂しくなるとやはり男は欲しくなる、でも相手がいないでしょう、すると死にたくなるのです」という。しかし死にたくなるのを抑えると、イライラして過食、手首自傷、アルコールに走るようになっていたのである。

職場では借りてきた猫のように従順にしているが故に無理が生じ、堪忍袋《かんにんぶくろ》の緒が切れて怒りが突出し、それを両親とのいざこざにすり替え、混乱のなかで性依存、自傷行為、アルコール乱用に走るという悪循環を形成していることがわかる。

状態がいよいよ悪化したときの最善の処方は入院治療のようである。仕事を休ませ、一ヵ月間、病院に入院させた。すると、見違えるほどの状態でクリニックに帰ってきたのであった。人と人とのつながりを何らかのかたちで体験できたことがよかったという。

この入院以来、彼女とは、職場での対人関係のとり方を話し合った。そして辛くなったらさっさと辞める、という行動がとれるようになるとずっと落ち着いてきた。

類境界型のケースでは、治療場面で家庭内の混乱とそれにともなう自傷行為やアルコール乱用などの衝動行為が前面に出やすいが、その基底にあるのは対象との一体化体験の欠落である。しかも、それは過去に起源をもっていることが多い。患者自身、そうした過去の親子関係を意識しているし、客観的にもそれと認められる生活史のあることが多い。それだけに、治療者や周囲の目は衝動行為や過去の親子関係のありように向きやすいが、注目すべきは、患者が現在の生活でひそかに体験している、職場や交友関係での無力感（一体化願望の欠落）である。患者は、「情けをかけあう関係がなくなると無力になる」、「対人関係でズレが生じると無力になる」などと述べる。境界性パーソナリティ障害にみられる、見捨てられたという感覚、相手に対する恨み、やるべきことができなかった悔恨の情といったものとはまるで違うのである。

過去の親子関係を基盤にしていることはたしかだが、治療を進めるときは、むしろ現在の生活のなかで体験している無力感に焦点を合わせた方が有効なことが多いようである。

また、こういったケースは、双極Ⅱ型障害という気分障害の一タイプとして、薬物療法を中心にした治療法がとられていることが多い。精神症状の原因を、脳内のプロセスに求める考え方である。しかし、そうした精神の症状があらわれているのは、患者が生きている生活場面での情緒的体験がうまく処理されないがためという認識はどうしても必要である。人格の成長という側面への関心は失うべきではない。それがないと、生涯にわたって治らない病気として治療がつづくことになるのである。

恋人を求めつづける若い女性――依存型サイクロイド・パーソナリティ障害

一方、ケースによっては、生来的にサイクロイド・パーソナリティの人が、さらに不運な成育環境のなかで本来のパーソナリティの輪郭を形作ることができないばかりか、さらに歪曲《わいきょく》を被っていることがある。DSM診断体系にしたがえば、依存性パーソナリティ障害と呼ばれる人たちである。一見して、社交的、活動的、挑戦的といった印象を欠き、物事を自分で決めたり、一人で行動したりすることができず、誰か重要な人、多くは親ないしは親の代理者、あるいは自分でみつけてきた恋人に依存せずにはいられない人物像である。ひきこもりの生活を送っていることが少なくないが、親に対して、絶えず支援をしてくれるよう何らかのメッセージを送りつづけている。家族とも話をしない〝社会的ひきこもり〟とは違うのである。

ここに二三歳の女性がいる。過呼吸と食欲不振のために、一九歳のときに精神科を受診した。以来、四年ほど治療を受けているが、一向に治らないので、彼氏が心配して連れてきたのであった。いつも寂しくて、死にたい、男の人に依存してしまう、ふられるとつぎを求めるので、つきあった男性は一〇名を超える、不安になると盛んに電話をする、誰かに護られていると思うと安心する、という。

数回の面談で、大方、つぎのような生活史が明らかになった。父親は大手企業の技術者で、裕福な家庭だが、父と娘の会話はない。母親は夫婦喧嘩をしては兄と自分を連れてよく実家に帰っていた。幼稚園、小学校低学年のころから塾に通い、中学では中高一貫校に入れられた。母は、従わないとキレるので素直に従ってきた。しかし、中学に入ると、入学早々に大学受験の話が出てきたので自分に合わないと思った。そのころから、大人が怖くなった。しだいに発熱、下痢、蕁麻疹《じんましん》などのストレス病にかかり、高校に入学すると過呼吸症状が出て、授業をサボるようになった。高校卒業後、服飾関係の専門学校に入ったが、友だちにドンドン追い越されるので生きる気持ちが折れてしまった。そこで、人が変わってしまった。母親が意地悪になったような感じがして、心が離れた。そして、男の人に頼るようになった。恋人との関係が途切れると死にたくなる。

筆者を受診してしばらくすると、小学校時代の幼なじみ（男性）とつきあうようになり、二人で旅行したり、遊びに出かけたりした。恋人を通じての友だちもそれなりにいるが多くはないようである。アルバイトにも挑戦するが、二日ともたない。

そんななかで、治療を開始して一年もすると、家庭内のことを問題にするようになった。父親は交際範囲が広く活動的である。一方、母親は主婦として一応の振る舞いはできているが、夫の社交にはついていけず、ともすれば夫婦間に怒気をふくんだ緊張が走りやすい。子どもにはすぐにキレるという。そこで、「どちらの遺伝子をもらっているの」と訊くと、すかさず、父の性格ですねという。たしかに、彼女は、護られたところでは人当たりは柔らかいし、人づきあいは軽やかである。両親をひどく怖れ、接触を求めることはないが、結局は親のいうとおりだし、反抗することはない。元気を取り戻すと、しだいに父親の横柄さに「ぶっ殺してやりたい」という烈しい怒りを突出させるようになった。

以来、父親の怖さが心を占めるようになった。この感覚は、高校・専門学校が怖くて行けなくなったときの、あるいは、アルバイトには就くがすぐに辞めたくなるときの気持ちに通じることがわかった。その一方で、これまで消えることのなかった「彼氏がいなくなったらどうしよう」という不安が氷解したことも注目に値する。いわば、彼氏に代わって、父親の怖さが中心課題となったのである。

依存型パーソナリティ障害では、対象との関係で見捨てられたと感じるところはあるが、境界性パーソナリティ障害のように見捨てる対象に烈しい怒りをもち、感情的になることはない。見捨てられたと感じると、心が折れて無力になってしまうのである。ひとつの対象に怒りと依存を交替させることはないし、父親と大人社会は自分を拒否する存在として映っているかのようである。

他人と交われない男性と母親

このような視点をもって、ある種の「ひきこもり」ケースをみていると、依存型のサイクロイド・パーソナリティ障害と考えざるをえないケースが少なくない。下宿の水道管の修理で業者と交渉したり、買い物に出かけたりする際は、母親や代理者に電話して付き添ってもらったり、指示ないしは支持を求めずにはいられない三〇歳代の男性がいる。一人で買い物に行くことがあっても、店員に馬鹿にされた、無視されたと怒りを覚えて、買った洋服を切り裂いたりするのであった。一人で他人と交わることが非常に難しい。ただ、その依存性があまりにも自己愛的であるが故に、本人は自分が依存的であることに気づいていない。そのため、依存性を指摘しても、親が子のために尽くすのがなぜ悪いと反論さえする。

これらのケースでよくみられるのは、幼児的な依存性をもつサイクロイド・パーソナリティの子どもを社会化させることに失敗した特異な母親がいるということである。

DSM診断体系の依存性パーソナリティ障害の一般的輪郭として、母親が子どもの世話を焼きすぎたために、自主性が育たないのだという言い方がなされている。つまり、甘やかす母子関係が力説されるが、必ずしもそうではないようにみえる。甘やかされただけの人間であれば、成人後にわがままな行動が出てきて周囲を困らせるようになることはあっても、依存性パーソナリティ障害のような受身的かつ依存的になってしまうことはないように思う。

依存性を社会的活動に昇華させる

サイクロイド・パーソナリティの人に接するとき、彼らが社交的で活動的、つまり友を好み、仕事を生き甲斐とする社会性の背後に、強い一体化願望、つまり幼児的な依存性をもっているということはよく認識しておく必要がある。換言すれば、サイクロイドは幼児的依存性が見事に社会化された人格だということになる。それが、社会化の過程のなかで阻害されると、パーソナリティ障害となる。

しかし、サイクロイドの人は、一般にこうした人格傾向を認識していない。そのため、まずは本人に自らの基本的性格特性を明らかにさせることが大切である。争いを好まず、他の人たちと一緒にワイワイガヤガヤするのを好むといった基本的心性を確認するのである。大切な人をもっていること（対象との一体化）、組織に忠誠であること（組織との一体化）、規範意識が支えになっていること（社会的規範との一体化）がサイクロイドの人を特徴づけていることまで語り合うこともある。そして、そうした生き方が社会のなかで自らを活かす方向であることを確認する。いわば、依存性を社会的活動に昇華させるのが得意な性格を明らかにし、その支援を治療の基本的方針とするのである。

つながりの回復

このサイクロイド・パーソナリティ障害においては、烈しい怒りの突出が問題となる。このパーソナリティ障害では、一般的に怒りが特有の状態を作りだしている。暴力沙汰にいたることもあるが、社会的活動をするほどに成熟度の高い人格では、それを抑えようとしてパニック発作、さらには強迫症状を呈することもある。このようなとき、それを惹き起こした状況のあることを知っておきたい。前述の怒りを暴発させる優しい男性のケースでは、仕事ができなくなったうえに、コンプレックスとなっていた女性（母親、妻、看護師）の世話を受けなければならない状況があったが、それを受け入れさせることで、困難を乗り越えることができた。

烈しい怒りと並行して、性的乱脈、自傷、アルコールの過剰摂取といった多様な衝動行為に走ることへの対応も必要である。さらに、家庭内騒乱の状況を呈するまでにいたっていることも稀ではない。こういった怒りと混乱には、境界性、自己愛性パーソナリティ障害の場合では自己愛的な要求の意がふくまれていることが多いが、サイクロイドの人では対象とのつながりを失って生じた無力感が基盤になっていることが多い。それだけに、混乱が極みに達した場合、早めに入院させることもひとつの方法である。社会的責務から解放してやり、ゆっくりと病棟スタッフや他の患者との人間的交流（つながり）を回復させると意外と短期間で安定し、元気になる。あるいは、それほど深刻でない場合は、人とのつながりを失って無力になっていることを明らかにして、面接回数を増やすなど、クリニックとの接触を増やすことも一法である。さらに、心おきなく話し合える身近な人たちとの会食、旅行なども また優しい薬となる。

これと関連して、つながりの喪失の主原因となった出来事にも配慮しておいた方がよいように思う。類境界型の話のところで紹介した女性の例でいえば、老人介護を一生懸命やっているのに反応がなく無視されたように感じて、無力になった心理への働き掛けが求められる。喪失の原因を話題にし、つながりが切れてしまったわけではないことを話し合う。老人は、「言葉で感謝を表現しないかもしれないが、嬉しい想いをしているものだよ」と保証してやるだけでも、患者の心を和らげる。

また、つながりの喪失が罪悪感のかたちをとっていることもある。一〇年あまり、長男と長女の不登校に責任を感じて混乱した家庭生活を送っていた五〇代後半の女性に、一年ほどの面接のなかで、「子どもたちはすでに二〇代後半、それぞれにアルバイトにも行っている。あなた方は、すでに解放されている。自分たちの生活を楽しんでもいいんじゃないの」といったことがある。驚いたことに、治療開始以来一年ほど、毎週、通ってきては夫との混乱した関係を長々と話していた彼女が、筆者のその言葉以来、すっかり落ち着いて、月に一回やってきては簡単な処方箋を受け取るだけになったのであった。

母親の付き添いを願う心理

しかし、何といっても厄介なのは、依存性パーソナリティ障害と呼ばれるほどにサイクロイド・パーソナリティが変形を被ってしまった状態の治療である。社交を楽しみ、仕事に勤しむことをよしとする人のはずが、簡単な買い物ひとつ容易にできなくなる。心のどこかで母親の付き添いを願う心理が残っているのである。それだけに、治療のなかではできるだけ患者のイニシアティブ（わがまま、自己主張、反抗あるいは拒否の態度など）を育むことに努めることが基本になる。しかし、現実に母親に組み敷かれたような関係になっているが故に、母親から自立することはなかなか難しい。

たとえば、長年、治療している男性は、ある日、虫歯のために歯科を受診することになった。一人で受診することに不安を感じたが、ここで頑張らねばと受診したのであった。担当の医師は、五年ほど前に受診した経験から安心できる人という感覚があった。それだけに、できるだけ傷んだ歯を保存的に処置しようと述べる主治医の態度は大きな安らぎを与えるものであった。ところが、母親から、歯科受診はどうなっているかを問う電話があったのである。やはり、母親に歯科受診することを告げていたのであった。そこで、「現在、保存的な処置を受けている」と返事すると、母親は「何をボヤボヤしているの、さっさと抜いてもらって、インプラントにしてもらいなさい。何なら、私が出かけていって掛け合ってやろうか」といいだしたのであった。患者は母親の攻勢をかわすのがやっとであったという。ここで注目したいのは、歯科主治医とのあいだで秘かに築いていた一体化の世界を母親が壊しにかかったということである。しかし、患者は、これまで筆者との面談で一体化が何回となく話題になっていたにもかかわらず、歯科主治医と一体化の体験をしていたという実感はそれほど意識されてなかった。母親の攻勢から逃れようとするのに精一杯で、自分に力を与える一体化の体験こそが重要であるという意識にまではなかなか到達できないのである。

母親に組み敷かれた自我構造、それからの脱出、そして、基底で眠っている一体化願望という構図の堅固さは、そう簡単に変えることができるものではないということである。それでも、治療のためには、日頃の接触のなかで、患者のイニシアティブを育み、一体化の体験につなげていくことが欠かせないことは肝に銘じておきたい。

第三章　妄想性パーソナリティ障害

――投影という防衛機制

人生は妄想とともにはじまる

妄想性パーソナリティ障害は、対人接触のなかで、疑惑、猜疑《さいぎ》、不信といった心理が表面に出やすいパーソナリティ障害である。そもそも、疑惑、猜疑、不信といった心理は、人間の心に深く根差し、社会生活のなかで広く浸透している心性であるだけに、それが妄想的な思考へと発展することはよくみられる。

M・クラインという精神分析家は、人生最早期の幼児の心理構造をとらえて妄想・分裂ポジションと呼んだ。人生は妄想とともにはじまるというのである。日常生活においてごくありふれた、根拠薄弱な思い込みという妄想的な思考の起源はすでに幼児期にあるということになる。妄想性パーソナリティ障害とはいわないまでも、学校の教室で、あるいは職場でのいがみ合いのなかで被害者感情をいだき妄想性思考に陥ることは決して稀ではないことがその証ともいえよう。

歴史的にみても、社会的にみても、そうした例には事欠かない。第二次世界大戦における「鬼畜米英」などという言葉はそうした感情を煽《あお》ったものであろう。あるいは、現在の北朝鮮やイランの核開発という国策は単なる国益のためとばかりはいえないような気がしてならない。指導者たちの心のどこかに孤立・被害感情を想定するのは的外れなことであろうか。さらには、教師の冗談に傷ついて烈しい憎しみをもつようになったある中学生が、やがてクラス全体が自分の悪口をいっているような気がして、登校できなくなったという例もある。あるいは、地域の指導的な人物と烈しく対立し、いがみ合ううちに、周囲の人びとまで自分を拒否しはじめたという被害的観念に駆られるようになったという話もよく耳にすることである。

妄想性パーソナリティとパーソナリティ障害

このように、被害的な状況に陥ることとは別に、性格的に疑惑、猜疑、不信の念に陥りやすい人も、昔から何かと話題になりやすかった。配偶者の性的貞節を疑いやすい男女は今なお世間話の種になりやすい。また、ささいなことで被害を受けたと攻撃的になっては訴訟を起こさないと気が済まない好訴者の存在や、強い倫理観のために被害観念を発展させやすい敏感性格者（E・クレッチマーの提唱した人格像）もまたよく取り上げられてきた。

こうした人は、ともすれば被害者感情をもちつつも、社会感覚を失わず、社会的適応性をたもって普通の生活を送っているかぎりは、妄想性パーソナリティの範疇に収まるであろうが、一過性にしろ、まったくの妄想状態に陥って社会生活が破綻するほどになれば、それは妄想性パーソナリティ障害といわざるをえないだろう。ただ、ある状況で人格そのものの破綻をきたして個人的な生活自体に支障を生じさせるほどの固定した妄想状態に陥った統合失調症や妄想性障害などの精神疾患とも違うことは心得ていた方がよいだろう。

要するに、妄想性パーソナリティ障害とは、普段の生活では常識的な生活感覚を保持しているが、ストレスが高まって追い詰められた状況になって、並はずれた妄想的思考に陥ってしまった人のことをいう。

疑念・猜疑が基本

そうした妄想性パーソナリティ障害の一般的な臨床像としては、じゅうぶんな根拠がないのに、他人が自分を利用する、自分に危害を加える、あるいは騙《だま》そうとしているのではないかという疑いをもつ場面が生じるところにはじまる。先輩があるパーティーで名の通った人物を紹介してくれたが、何か裏がありそうに思えて仕方ない。親切からの紹介であることはわかっているが、自分を売り渡そうとしているのではないかという疑念がどうしても去らないというケース。臨床実習で指導医の質問に答えると、「ピンポーン」という返事が返ってきて、他の学生たちはそれをどっと笑った、指導医は自分を揶揄《やゆ》する意図があったのではないかと疑ってしまうケース。「君はできる人だってね。君の友だちに聞いたよ」という上司の言葉に、彼らは自分を陥れようとしているのではないかと考えてしまうケース。さらに、恋人の何気ない男友だちの噂に、その恋人が浮気をしているのではないかと反応するケース……。

そうした観念をもつと、それに心を奪われて取りつかれたようになる。相手ないしは集団の言動を細かく調べるような観察がつづき、些細な行き違いや冷たくみえる態度のなかに、最初の疑惑をたしかめたような気になって、ふたたび傷つき、けなされた、利用されたと曲解して恨みをもつようになるのが一般的な傾向である。しかも、この状態には、特有の秘密主義があって、たとえば、敵意のあるよそよそしさ、決して内面の気持ちを打ち明けないという特徴をもっている。さらには、烈しい憤りをともなっているだけに、感情が不安定となり、抑うつ感や恐怖感をともなうまでになることもよくみられる。

それがさらにエスカレートすると、攻撃的態度を現すようになる。ただ、この攻撃的態度がもたらす対人関係上の緊張、対立が実際に表面化するのはずっと後になってのことで、その攻撃的態度はそれと気づかれないままに過ぎることも少なくない。

この発展の過程は、親密な個人的関係、ことに配偶者ないしは恋人、あるいは職場での上司と部下の関係、さらには競争をともなう同僚とのあいだで起こりやすい。彼らは、疑惑、猜疑があらわれやすい人格の持ち主だけに、人と仲良くするのが難しいところがある。それだけに、こうした親しい関係ができるとかえって問題が生じやすいのである。最初は、物静かで、表面化することはないが、しばらくすると、上司への不満、あるいは配偶者ないしは恋人の貞節に道理のない疑いをもつようになる。

また彼らには、疑惑、猜疑が基本にあるだけに、他に依存することを好まない一方で、孤立することもまた好まないという特徴がある。それだけに、自立の感覚をもって、相手を支配するという対象関係を作りやすい。相手に文句をつけて、追い込むかたちの関係となるのである。裁判沙汰に発展することもみられる。法によって相手を支配しようと試みる行為である。

以下において、妄想性パーソナリティ障害のケースを呈示することにする。

上司に攻撃的になる若者

家電量販店に勤める入社三年目の二〇歳代半ばの男性は、抑うつと上司に対する烈しい怒りを訴えて来院した。半年前に現在の部署に配置転換になった。研修の機会もほとんど与えられないまま、泥臭い仕事を押しつけられたと感じたが、我慢して夜遅くまで残業する日がつづいた。しかし、上司は残業代を認めなかった。まるで奴隷扱いだと思いはじめたら、うつ状態に陥り、体調を崩してしまった。耐えられず、現場を離れたくなって病気休暇を取ったのだった。その後ふたたび出社し、仕事に励んだが、「売り上げにつながらなかった」として「普通以下」に評価された。これでは来年のボーナスに響くと思うと、不安になり怒りが込み上げてきた。上司は、自分を辞めさせようとして嫌がらせをしているのだと確信した。そうしたら、死にたくなった。しかし、このまま死んでも損をするので、上司に「自殺したくなった。どうしたらいいですか」と電話した。すると、上司の返事は冷たかった。その返事にキレてしまった。死にたい気持ちが復讐心に変わったというのである。

その時点で、どうしようもなくなって、会社の総務課長に伴われて筆者の診察を受けたのだった。受診して、多少とも緊張は緩んだが、上司のせいでこうなったかと思うと、ふたたび怒りが込み上げてくるのであった。心が弱くなって、人間が小さくなった感じがする。ボーナスが減らされると考えると、上司を烈しく恨んでしまう。

診察室では、礼儀正しい態度であるが、顔がこわばって不自然な印象を与える。性格は、負けず嫌いで、完璧主義、自己主張をし、喧嘩早いところがあるという。

診察に同席した総務課長は、融通のきかない彼を自分のグループには要らないという上司が多いなか、今の上司だけは「彼を育ててみたい」と取ってくれたものだと聞いているという。新人研修での成績はよかったが、新人にしては態度が大きく、自分の意見を通し、すぐ感情的になるところがあって、周囲の目を惹いていたようである。

患者は、ひと騒ぎになるので母親には診察を受けていることを知らせたくないという。また、金への執着が強く、昼食代さえ抑えているところがある。

投影という防衛機制

この患者は、自己愛的傾向の強い性格であることはたしかであるが、実際にはもっと複雑な感情を抱えている。こだわりがあってどこかいびつな考えに傾きやすく、そして、とても攻撃的である。この攻撃的感情が、妄想性パーソナリティ障害において重要な役割を演じる。そして、その攻撃性に恐怖、恥、羨望、あるいは罪悪感といった感情が複雑にからんで特有の臨床像を形成する。ただ、こういった感情は意識されていないことが多いのもまた特徴的である。

N・マックウィリアムズは、将来、妄想的になる子どもは、疑い深くて批判がましい母親の餌食になってきたか、母親の異様な心配性の相手をさせられる生活を送ってきたかのいずれかであると述べている。

妄想形成において作動する主要な防衛機制は、投影ないしは投影同一視である。自らの攻撃性（怒り）ないしは嫌な部分を対象（外界）に投影して、その対象が自分を攻撃してくると感じて迫害的になるか、投影した対象に同一化して対象に攻撃的になるかのいずれかである。それにさまざまな心理がからんで、他の病態ではみられない複雑な防衛体制が敷かれることになる。投影という防衛機制が主要な役割を果たしているだけに、内的な不安や感情が外界に投影され、その投影された外界の人たちとの軋轢《あつれき》がまた新たな不安や感情を惹き起こすといったスパイラルを形成する。そのため、いろいろな心理が複雑にからみあう。彼らと接していて、治療者の頭が混乱したような気持ちになるのはそのためである。気持ちがすんなりと通じ合わないのも、この妄想性パーソナリティ障害の特徴といえる。

五つのタイプ

序章でも言及したT・ミロンは、妄想性のパーソナリティ障害には、併存するパーソナリティ傾向との関係で五つのタイプがあるという。

第一は、ファナティック・タイプである。宗教、政治、企業、あるいは社会運動などでカリスマ性をもった指導者の妄想が、その集団の思考、行動に大きな影響を与えているような場合である。第二次世界大戦の中心人物となったアドルフ・ヒットラー、一九六〇年代に話題になったカリフォルニアのカルト集団「マンソン・ファミリー」を指導したチャールズ・マンソン、さらには一九九五年に逮捕され死刑判決を受けたオウム真理教の麻原《あさはら》彰晃《しょうこう》などがこのタイプである。

第二には、対象に攻撃を仕掛けて自分の支配下に置こうとしたり、それが叶《かな》わないと殺害におよんだりするような悪性の妄想がある。ストーカー行為、妻の貞操に対する疑惑がそうで、反発されるといよいよ確信をもって暴力をふるうようになる。ストーカー規制法の契機となった桶川女子大生殺害事件（一九九九年）の容疑者などはそのよい例であろう。彼は烈しいサディスティックな衝動をもちながらも、抑うつ、不安、さまざまな身体症状があって精神科の治療を受けていた。そして、最終的には自ら命を絶ったのであった。

第三に、強迫性格者に起こる妄想性思考がある。彼らは秩序愛をモットーに対象を支配しようとする欲求が強いが、物静かな、優しい態度で接してくるために、家族、あるいは部下は知らず識らずのうちに妄想の世界に招き入れられてしまうことになる。被害者はその世界に閉じ込められ、窮屈さに耐えられなくなってはじめてその真実を知ることになるが、周囲の人たちにはなかなか理解されない。内容は、一般社会、あるいはある集団に対する迫害妄想であったり、妄想的な不潔恐怖症であったりである。

第四は、自分の権利、財産の侵害を受けたとして相手に抗議し、あるいは裁判に訴えでるタイプの妄想である。

第五は、閉じこもり型である。回避性パーソナリティ障害を基盤としていることが多い。彼らにはひどく過敏なところがあって、周囲の批判、ことに自らの立場や考え方に対する批判に敏感に反応して、心が挫《くじ》け、閉じこもるタイプである。そして、その状態から抜けだすために、難解な知的世界に埋没したり、薬物、アルコールに走ったり、あるいはセックス産業で安らぎを求めたりする。こうした防衛活動が破綻をきたして精神病性の混乱という代償不全に陥った状態で診察にやってくることが少なくない。詳しく聴くと、妄想を秘めていることがわかってくる。

追い詰められた心理

妄想性パーソナリティ障害への対応が必要となるのは、妄想性思考が切迫した状況を形成したときである。上司への被害的な考えが周りを巻き込んでいるとか、夫婦間の嫉妬にもとづいた緊張が家庭の枠を越えて親兄弟や親しい人たちまで巻き込んでいるとかがそうである。そのため、みんなで何がどうなっているのかを話し合うことになる。しかし、自分たちだけでは解決の糸口を見出せないために、第三者である専門医に問題解決の指針を求めることになるのである。

まず、そうした状況で注意すべきは、周囲の人間が妄想性思考を現実離れした思い込みとして扱うことである。精神科医は、妄想の扱い方を心得ていて、それを否定的に説くことはないが、周囲の人たちは、事実を明確にして、非現実的な考えであると断じ、患者とのあいだで論争的な空気を醸しだしてしまうことがしばしばである。そのため、精神科医は、まず、両者の緊張した対立関係を仲介する役割を求められることになる。

妄想性思考が発展する過程で、患者は非常に緊張し、疲れていたり、あるいは孤立無援となって追い詰められ、困り果てているという心理を秘めている。彼らは、無意識のうちに助けを求めているのである。そういったことを熟知したうえでの対応は、患者に限りない安堵感をもたらす。

つぎに、妄想性思考が表面化するには、それなりの原因があることを知っておきたい。周囲の状況とは連関なく、妄想性思考が突然出てきたかの印象を与えることが多いが、話を進めていくと、その契機となった現実は必ずある。当然評価してくれるはずの仕事に上司の言葉がなかった、素敵な贈り物を渡したのに彼女の態度は冷たかった、レポート提出を前に緊張していたときのゼミの教授の揶揄的な一言が気になってそれに心を奪われ、以来、教授の言動を細かく観察するようになっていたなどのエピソードが明らかになってくる。妄想性思考がそうした経過を辿《たど》って発展したものだということを患者自身が認識できるようになるだけでも、治療的意味がある。患者は、一般に妄想性思考に心を奪われ、その経過にまで心がおよんでいないのが普通なのである。

第三は、その過程で患者の性格傾向が話題になってくることである。しかし、妄想性パーソナリティ障害という病名告知のかたちになることは、患者をひどく傷つけるので好ましくない。せいぜい「過敏で拘《こだわ》りやすい性格」程度に留めておいた方がよい。しかし、性格傾向を問題にすることは、妄想性思考の存在を本人に自覚させるのに必要な手続きで、治るものなら治りたいものだという気持ちにもっていくための重要な前準備なのである。ここで、不安を取るための向精神薬が有効なことはいうまでもない。

コンテイニングという対応

一般に、妄想性思考が一時的に高まった急性期の状態に対しては、以上の対応で何とか治まるが、妄想性思考を発展させやすいパーソナリティ障害の治療となると、ことはそう簡単ではない。いろいろと難しい問題が生じてきて、失敗なしに治療を終えることがないといってよいほどに複雑な経過を辿るものである。というのも、治療者との関係ができそうになると患者に疑惑、猜疑の心が浮かび上がってくるため、気持ちの通じ合いがなかなか起こりにくいという事情がある。そして、この背後には、些細なことで突出しやすい攻撃的感情がからんだ防衛体制が敷かれていることも知っておいた方がよい。

こうした防衛体制がもたらす第一の特徴は、自分の未知の世界を知ることに途轍《とてつ》もない恐怖感があることである。そのため、彼らは、内面の細かな心を分析していく作業に耐えられないという事情がある。心の中の動きを細やかに聴いていく治療者の態度は患者に不安をかき立てる。それと、安易な親しみを込めたコメントを控えめにすることを心得ておかねばならない。親しみを込めて一緒に喜びを分かち合おうとするコメントは、立ちどころに疑惑を生む。ある患者の治療への貢献を評価しようとして、「君の心理はよくわかる、ボクにも勉強になったよ」とコメントしたところ、「先生はボクをモルモットにしようとしている」と両親に告げていたことが後になって判明した。治療者と一体となって喜びを共有する状況が恐怖を生むのである。

その一方で、彼らは真面目すぎて、面接場面がどうしてもかたくなりやすいので、冗談やユーモアで雰囲気を和らげる努力が功を奏することもある。しかし、同じユーモアでも、タイミングが悪いと、逆に悪意に満ちたコメントとして受けとられる難しさがあることは知っておきたい。

こういった患者の治療で、心掛けておくべきもうひとつのことは、彼らが支配・被支配の関係に過敏で、反応しやすいことである。彼らは、受身的な立場に立たされることをひどく嫌うため、彼らの自尊心には絶えず注意を払っておく必要がある。

しかし、怖れてばかりいても仕方ないこともたしかである。患者が内に秘めている気持ちに注目することは欠かせない。義憤を感じて誰かを攻撃しているとき、その背後に恐怖感や無力感が隠れているものであるが、それを話題にできたらシメタものである。たとえば患者が、妻の不貞に怒りをみせるとき、その背後にある孤独で寂しい気持ちにまで到達できたら申し分ないであろう。

ここでW・ビオンが提唱したコンテイニング（包み込み）という対応の仕方を思いだす。コンテイニングとは、幼児が母親の胸に烈しい破壊的攻撃性を投げ込んだとき、母親はその攻撃性を優しく嚙み砕いて、幼児の口に返してやる必要があるという考え方から編みだされたものである。母親を烈しく罵《ののし》る子に「あなたの思い込みよ」と弁明する代わりに、優しく「○○ちゃん、疲れているみたいね」と抱きかえしてやる母親の姿がそうである。このやりとりのなかで、幼児は自分の攻撃性のもつ破壊性がたいしたことがないことを知り、安心することをくりかえしているうちに、攻撃性を自分でコントロールする能力を身につけると説明されている。攻撃性の背後の恐怖感、寂しさに寄り添う治療者や関係者の態度もまた、コンテイニングといってよいであろう。

第二部　主観と客観のあいだ

第四章　反社会性パーソナリティ障害
——欠落した規範意識

第二部に収載されるのは、対象（重要な人物）との関係において、主観と客観の感覚が混じりやすいパーソナリティ障害である（反社会性、境界性、自己愛性パーソナリティ障害）。アメリカの精神分析医O・F・カンバーグは、境界性パーソナリティ構造と呼んだが、幼児と玩具の関係にも似たものである。玩具が外界に存在する「もの」であるという認識がありながら、自らの願望、欲求、空想などの想いを投企して、すっかり自分のものにしてしまう。こうした関係は、過渡的な対象関係といった呼び方をされることがある。最近、自己愛的、他罰的と表現される若者がこれに当たる。二者関係に止まり、第三者の視点をもつことができない関係である。まず、本章では反社会性パーソナリティ障害を取り上げる。

パーソナリティ障害の起点

反社会性パーソナリティ障害は、パーソナリティ障害のなかでもっとも歴史のある概念である。現在のパーソナリティ障害概念はこれを起点にしているといってもよい。物事を判断する能力はあるが、人間が社会生活を送るうえで決して犯してはならない決まりごと（道徳観、法律）を破ることに抵抗を感じない人たちである。いわば道徳心が欠落しているという意味の「背徳症候群」「妄想なき狂気」といった古典的な記載がこれに当たる。

その後、「精神病質」、「社会病質」、「異常人格」などと呼ばれてきた。ただ、アメリカでは「反社会性パーソナリティ障害」と呼ばれることが多かった。

良心の呵責の欠落

反社会性パーソナリティ障害の第一の特徴は、規範意識の欠落に由来する反社会的行動である。他者へ危害を加える暴力行為、自分の利益や快楽のために人をだます、ウソをつく、利用するなどの行為、他者の財産や権利を平然と侵害する窃盗や恐喝などの行為がそうである。逮捕歴のあることも多い。

つけ入り、支配する性向は、自己愛性パーソナリティ障害でも同じくみられるものである。事実、この二つは、同質の精神病理を基盤にした変異であるとさえいわれている。しかし、反社会性パーソナリティ障害が、向こう見ずで、衝動的であるのに対し、自己愛性パーソナリティ障害は、自らの優越性を示すために反社会的行動を起こすという点で両者は基本的に違っている。

さらに社会的な責任を無視する傾向もまた特徴的である。衝動的で、後先を考えない向こう見ずの生活態度、親として子どもに衣食住を準備し、教育を施すといった態度の欠落、一夫一婦制を維持するための我慢のなさ、安定した仕事をつづけることの難しさといった行動様態もまたこの障害につきものの特性といえる。さらに、攻撃的な感情がすぐに行動化され、ときにサディスティックといえる倒錯的な性生活もしばしばみられる。

第二の特徴として、こうした、他に危害を加え迷惑をかける反社会的行動の背景にある良心の呵責《かしやく》ないしは思いやりの欠落を挙げておかねばならない。口が達者で、相手の弱点を巧みに突くことに長《た》けている反社会的人間は、相手を誘惑したり、利用したりして不遇な立場に陥れることがしばしばであるが、申し訳なさ、自責の念といった感情体験をした様子はない。

たとえば、妻に働かせて、あるいは売春さえ強要して、お金を貢がせては、賭けごとや他の女性との享楽に費やすことがみられるが、妻の貧困な生活ぶりや、そのなかで体験しているであろう惨めさには何の関心も示さない。ときに済まないといった態度を示すこともあるが、それはごく表面的な姿にしかすぎず、性懲りもなく同じことをくりかえす。婚姻関係の基本であるはずの、妻に対する憐憫《れんびん》の情、情愛の念、愛情、共感といった感情の片鱗もみせないのである。

これらは何も婚姻関係だけではない。両親に対してもっているはずの恩とか忠誠心についても同じである。親の金銭を持ちだして大変な迷惑をかけても、反省の色ひとつみせることがない。さらには、親切に面倒をみてくれた雇い主に対しても誠実さはないかのように映る。会社の金を使い込んで大きな債務を負わせても平然としているし、都合が悪くなればさっさと職場を去る。

人間関係の基本ともいえる夫婦関係や親子関係、あるいは雇用関係においてもかくのごとくであるから、通常の社交的な関係となるとなおさらである。そして、相手を欺き、利用し、侵害してひどい目に遭わせても、良心の呵責を感じることなく動じない姿には独特のものがある。

こうした行動や態度は、さらに社会的信頼を失墜させることへの配慮のない「向こう見ずな行動」へと導くことになりやすい。そして、こうした傍《はた》迷惑な行動をすると、周囲は拒否的になったり懲罰的になったりするため、本人は痛い目に遭うことになるが、そのような状況でも相手が悪いというこじつけをして、「もうこりごりだ」という観念を抱くことがない。何かを学ぶ、態度を改めるという学習体験がないのである。それだけに、社会的に不利な立場に追い込まれ、さらなる反社会的行動に駆り立てられるという悪循環を形成することになる。「良心の呵責の欠落」は、DSM診断の大きな柱となっている。

そして、反社会性パーソナリティ障害の診断を構成する第三の特徴は、子ども時代の「素行障害」の既往である。一五歳未満にはじまった、無断欠席、喧嘩をはじめとした暴力行為、動物虐待、性行為の強要、放火、盗み、虚偽などの反社会的行為はDSM診断体系の必須の要件となっている。

附属池田小学校殺傷事件

反社会性パーソナリティ障害者は、ときに抑うつやパニック発作、不眠などを訴えて精神科を受診する。しかし、ほとんどは症状軽減のための薬物投与を求めての受診にすぎず、治療者とともに自らの人生をふりかえって語り合うような、面接を人格的成長の機会にしようとする心をもっていることはまずない。もしそのようなことをはじめたとしても、彼らの基本的心性である破壊性が治療関係をダメにしてしまうのが落ちである。それだけに、司法関係の施設ないしは司法鑑定を専門とする精神科医でないかぎり、詳細を論じるケースに出会うことは少ない。そのため、この章では二〇〇一年に発生した附属池田小学校の殺傷事件を借りて、反社会的行動を取る人物像を浮かび上がらせることにした（当時の新聞、雑誌などの情報をもとにした）。

実行犯のTは、関西で生まれ育った。父親は武家の出だという高いプライドの持ち主であったといわれるが、彼は家業の関係で、主に祖父母に育てられたという。

小学校低学年では猫を新聞紙に包んで火をつけるなどのエピソードがあったという。さらに小学校高学年から中学生にかけて、好きな女生徒の弁当に唾を掛けたりするなどのほかにも、金魚をストーブで燃やしたり、猫を殺したりなどの動物虐待があった。さらに、高校では、教師を殴ったり、家出をしたり、強姦未遂事件を起こして中途退学を余儀なくされてもいる。高校中退後、航空自衛隊に入るが、家出少女を下宿に泊めて性行為を強いたことが発覚して除隊になった。

一九歳のとき、アパートに侵入して独り住まいの女性を襲う事件を起こして逮捕された。二〇歳に満たないことから、少年刑務所に収監された。

成人後、職を転々としているが、目まぐるしい転職の背景にはさまざまな暴力事件、度重なる強姦事件があった。

この経過のなかで注目を惹くのが型破りな女性関係である。二六歳のとき、四五歳の女性と結婚。しかし、この結婚は医師と偽っていたことがばれて一二日で破綻した。その四ヵ月後には、小学校のときの女性教師と二度目の結婚をしたが、まもなくすると強姦事件を起こして逮捕され、二度目の離婚が成立した。つづいて、三三歳のとき、三度目の結婚を強引に迫って成功したが、暴力が絶えないため約一年後には離婚になった。三度目の女性に復縁を迫る一方で、別の女性相手との関係が発展し、妊娠を機に四度目の結婚を果したものの、この結婚生活も約半年後には破綻した。その後、三度目の女性との離婚は「精神病罹患《りかん》中の離婚であり無効である」との主張で、解決金一五〇〇万円を要求する訴訟を起こしている。事件一、二年前のことである。この間、精神科を受診しては精神病の診断書を入手しようとするも果たせず、離婚訴訟もジリ貧になる傾向にあったという。

犯行は、そんななかで発生したのであった。本件が何の罪もない小学生を襲って殺害するという理不尽な動機による凄惨な事件であったことはよく知られている。

公判においても、「あの世で子供をシバいてやる」、「ワシをなめとる。三〇秒あれば一人くらいは殺せる」と悪態をつき、「死ぬことにはまったくビビっていない。死は一番の快楽」などとうそぶいて周囲を驚かしている。

ただ、興味深いのは、死刑が確定した後、支援者の女性との出会いがあって獄中結婚をしたり、ある既婚女性から愛情の告白を受けたりしていることである。自分に対する理解者があらわれるにつれ、少しずつ心を開いていき、その女性には感謝の気持ちをあらわすまでになっていたという。とはいえ、事件に対する改悛の情をみせることはなかった。Tの辿る道筋はいかにも反社会性パーソナリティ障害者の絵姿といってよいだろう。

最後の事件の発端と思われる三度目の妻への執着はいかにも強い母性愛希求があるかにみえるが、Tが現実に示す破壊的な行動様態は、母性愛への希求をかき消すかのような印象を与える。まさに、愛情希求が大きくなればそれだけ、願いとは逆方向の行動が出現してくるのである。この過程で、Tが「良心の呵責」という感情体験をした痕跡がみえてこないこともまた注目に値する。

反社会性パーソナリティ

犯罪心理学で、反社会性パーソナリティ障害（精神病質）に対置するかたちで、反社会性パーソナリティが話題になることはない。

しかしながら、アメリカの精神分析家Ｇ・Ｏ・ギャバードが、ＤＳＭ-Ⅲの診断基準が低下層の犯罪者を母集団にして作成された経緯があるだけに、その臨床像には偏りがあり、将来の検討が必要であるとしていることは注目に値する。たしかに、犯罪と特定されない一般市民の日常活動において、あるいは上流階層の社会的活動において、知性に裏打ちされた社会的成功の陰に隠れるかたちで反社会性の行動はよくみかけるものである。法律ギリギリのところで執りおこなわれる政治家や企業家の社会的活動は何かと報道の話題になるところである。

これらの行動が反社会性パーソナリティの視点から論じられることはまずないが、これらの社会的活動を「反社会性」の観点からとらえなおすと、あるいは違った理解が可能になるように思う。今後、広く一般社会のなかの「反社会性」に注目してみる価値はあるだろう。

自律神経系の反応性の低さ

反社会性パーソナリティの障害の発生には、他のパーソナリティ障害にくらべて、生物学的要因が大きく関係することが指摘されている。まず、養子ならびに双生児研究では、はっきりと遺伝的な要因を証明している。神経科学的研究ならびにホルモン研究もまた攻撃行動を生みだす生物学的基盤の可能性を示唆している。

そのなかで、必ず引き合いに出されるのが自律神経系の反応性の低さである。不利な出来事に直面したときの自律神経の覚醒度の低さは、無分別な行動を思いとどまらせる予期不安を起こし難くしていることを示唆するとされる。あるいは、攻撃欲求や快感を満足させるために必要な体験の度合いが平均をはるかに超える、つまり攻撃や快感追求がどうしても烈しくなることを説明しているともいわれる。彼らは、ほどよい愛情表現、ほどよい不満の放出、ほどよいセックスでは決して満足できないのである。

さらに、生物学的要因は人生早期の母子関係の問題にも影を落としているといわれている。反社会性の人の幼児期が往々にして児童虐待で彩られているのには、生まれながらにしての落ち着きのなさ、なだめることの難しさが大きな要因として働いているという考え方がある。この過程でなだめる母親を取り入れるということが起こり難いことも忘れてはならない。母親は、通常の唯一無二の対象としてではなく、「見知らぬ人」としてしか体験されないかのようである。

その一方で、以上の事実をもとにするかどうかは別にして、反社会性パーソナリティ障害の人の子ども時代が波乱に富んだ成育環境にあることは、これまたすべての研究において指摘されてきた。反社会的子どもとともに有名なブロークン・ホーム（崩壊家族）はこのことを示している。生活の困窮、両親の間の絶えない喧嘩、別居、離婚は、これらの病態においては日常茶飯事である。これらは、生物学的要因ともからんで、社会的規範をふくんだ母親を自分の人格に組み込むことを難しくし、道徳観（良心の呵責）、思いやりの能力の形成を阻害しているといわれる。

反社会性パーソナリティ障害は男性に多い

この反社会性パーソナリティ障害は圧倒的に男性に多い。男性の割合は、女性の四〜八倍であるという。興味深いのは、これと比較されるかたちで女性に多発しやすい身体化障害（多症状性ヒステリー）が話題になりやすいことである。

身体化障害とは、思春期に身体症状を主にした神経症を発症し、加齢とともに多彩な精神身体症状を発展させる病態で、ほとんどが女性例である。そして、この種の女性の家系に反社会性パーソナリティ障害の人、あるいは覚醒剤、アルコールその他の物質乱用者が多いということや、親兄弟だけではなしに、彼女らが反社会性の人を配偶者に選びやすいこともよく話題になる。そうしたことから、反社会性障害と身体化障害は親和性が高い、あるいは同質の遺伝的素因をもっているのではないかといわれることが多い。換言すれば、女性の身体化障害は反社会性パーソナリティ障害の代理症ではないかということである。

ただ、女性の反社会性パーソナリティ障害が決して少なくないこともたしかで、両者を直線的に結びつけることには無理があるような気がしている。

難しい治療

反社会性パーソナリティ障害の治療は、一般の精神科臨床では困難をともなう。治療をはじめてまもなくすると、攻撃性と権力的な支配欲が頭をもたげてきて、良心的な治療者は、患者の破壊性の餌食になってしまうからである。治療者の隙《すき》をみて、つけいり、脅迫し、操作するため、治療関係を維持できないのである。うつ病に効くとされたメチルフエニデート（リタリン）という中枢神経刺激薬を、反社会的集団のメンバーが主治医に強要するという事件も起きている。そのため、不安、抑うつ、不眠を訴える反社会性の患者には、症状対応的な姿勢で臨み、精神療法的な関係に入らないのが一般的である。

一方で、少年院や刑務所、あるいはそれと関連した矯正施設では、こういった患者の治療的アプローチがなされている。ここでは、司法臨床と呼ばれる技法、いわば、刑法にのっとった規則の枠を設けて、そのなかでの教育や行動療法的な訓練がなされる。一口に矯正教育といっても、かつての自由束縛と労働を中心としたものから、最近では更生や再犯防止を意識したリハビリテーションの色合いをもったものに変わりつつある。さらには、これらの人たちの家族支援もまた重要な役割を果たしつつある。

また、司法臨床での枠組みを使用しながら、心理臨床的な内省を求めるアプローチがなされる可能性はあるであろう。現実に、医療刑務所等で精神療法がなされ、内省的な態度が表出したというケース報告をみかけることもときにはある。

晩熟現象

最後に、反社会的な人の精神療法をめぐって、晩熟現象という概念を念頭に置いておくことも意義があろう。こういった患者は、反省なく、くりかえされる反社会的行動のために周囲の信用を失い、社会的にも、経済的にも、あるいは家庭的にも、尻下がりの人生行路を辿ることが多い。アルコール、覚醒剤などの物質依存に陥っていることも稀ではない。そうしたなかにあって、中年期に「燃え尽きる」かのように驚くほどまっとうな一般市民になる現象のあることが昔から観察されている。晩熟現象といわれるものである。こうした状態で治療を求めてくるケースも報告されている。あるいは、反社会的であった人が、人のため、世のために尽くす生活を送るようになって、話題になることもある。

附属池田小学校殺傷事件の犯人Tには、死刑判決が出た後に結婚の申し出をした女性がいたことが報道され、社会の注目を惹いた。かたくなに心を閉ざしていたTも、これを契機に少しずつ心を開きはじめていたという。ふりかえってみると、死刑囚の獄中結婚という現象は何も珍しいことではなく、治療を考えるうえで重要な示唆を与えているような気がしている。彼女らは、普通の社会人、あるいは通常の精神療法家がもっていない、彼らと気持ちを通い合わせることのできる、ある種の能力の持ち主ではないかとも思える。これと関連して、反社会的な人たちと人間的な通じ合いのできる担当刑事ないしは刑務官、保護士といった人たちが小説その他のドラマで話題になることもまた思いだされる。

現在、私たち専門家は、こうした能力を理論的に描きだすまでにはいたっていないが、これらの現象が反社会性パーソナリティ障害の精神療法への途を拓く可能性のあることは否定できないような気がしている。

第五章　境界性パーソナリティ障害

——見捨てられ不安

神経症と精神病の「境界」から出発

境界性パーソナリティ障害は、新しいパーソナリティ障害の代表的な類型である。すでに紹介したように、一九八〇年のDSM−Ⅲになってはじめて登場した。そもそも、境界性パーソナリティ障害は、神経症と精神病の「境界」に位置する病態という認識にはじまった。当初は、精神病性の要素をもった神経症という印象が強かったが、一九六〇年代半ばになると、拒食・過食、さらには手首自傷をする患者が増え、診療場面を混乱させては周囲の注目を惹くようになった。これが、現代の病態の走りといってよい。そして、一九九〇年代になって過量服薬をしては救急車を走らせるようになり、世の注目を浴びるようになった。

「見捨てられた」という思い

境界性パーソナリティ障害の特徴として、まず挙げておかねばならないのは、些細なことですぐに死にたくなることである。その結果、過食、手首自傷、過量服薬、性的放逸、浪費などの自己破壊的行動が表面化する。患者は、手首を切ることによって「どうしようもない気持ちが一挙に解消する」という。一種の安定薬ですという患者さえいる。それだけに「クセ」になってしまい、反復性の手首自傷や過量服薬となりやすいのである。

第二の特徴は、非常に不安定な対人関係である。母親にべったりと依存していたかと思うと、ちょっとした行き違いで一瞬にして関係が険悪になり、烈しく罵倒したりするようになる。治療者との関係でも同じで、不用意な一言が状況を一変させることがしばしばである。このときの常軌を逸した怒りの突出も見逃せない。

第三は、対人関係において、怒り、恐怖、罪意識、無力感、喪失感などが未分化なままに渾然《こんぜん》一体となった烈しい感情を惹き起こし、全体として「見捨てられた」という観念を作りだしやすいことである。この観念が死にたい気持ちを駆り立てていることも等閑視できない。この「見捨てられた」という思いは、自傷行為、変転する対象関係と密接に結びついたもので、境界性パーソナリティ障害の中核的な感情として重視されている。

第四は、不安定な対象関係と関連してくる現象がある。理想化して依存的になっているかと思うと、些細な行き違いから烈しく罵倒してくる態度は、治療状況をひどく混乱させて、関係者に嫌悪感、忌避感、排除感などの感情を惹き起こす。こうした現象は「逆転移」と呼ばれることが多い。こういった患者の入院を拒む病院、来院を嫌う精神科クリニックの話は境界性パーソナリティ障害につきものである。

第五に、社会的にははなはだ不適応的なことがある。自己像が変転しやすく、勉強や仕事は長続きせず、対人関係も不安定で自らを成長させるような関係を発展させることができない。そのために、きちんとした社会的地位を保持できないでいる。社会的自己像の形成が難しいのである。同一性障害といわれる現象である。

第六には、過去と現在の距離が非常に近いことがある。たとえば、友だち関係での傷つきが容易に過去の親子関係でのトラウマを想起させる。ある女子大生は、恋人との関係がうまくいかずに落ち込んで、家族に当たるようになった。そのなかで、小学三年生のときの兄による性的虐待を想起し、烈しい混乱をきたした。恋人との関係が、すぐさま小学三年のときの記憶を呼び起こし、混乱した状態を作りだすのである。

そして最後に、通常の臨床診断を二つ以上もっていることが挙げられる。摂食障害、うつ病、転換性障害、不安障害、解離障害といった診断が二つも三つも重なってなされるのである。経過としては、これらの臨床診断のいずれかで治療を開始してまもなくすると、上記のパーソナリティ障害の諸特徴が露わになってくるのが一般的である。

家庭内混乱、手首自傷、そして救急車

二〇歳の女子大生は、高校三年生のときにダイエットをおこない、深刻なほど体重が減少し入院治療を受けた。大学に入ると、過食嘔吐、手首自傷がはじまって、筆者の診察を

受けることになった。しばらくすると、母親とのいさかいの末に混乱しては手首を切り、過量服薬をしては救急車を走らせるようになった。

そこで、母親との距離をとらせる目的で入院させることになった。入院してきた女子大生は、母親が、小学生のころに家庭を顧みない父親に烈しく怒り、父親の転勤に際し「あんなところで生活できない」と大泣きする姿を思いだすうちに、ある程度は冷静に母親との関係を整理できたようである。安定したので退院することになった。

ところが、外来での治療がはじまると、今度は治療者（筆者）の言動に反応しては、手首を切ったり、処方薬を過量に服薬して救急車を呼んだりするようになった。再度、入院させざるをえなくなった。入院してまもなくすると、病棟内の対人関係に非常に気を使い、些細なことで傷つき、不安のあまり手首を切る行動に至るプロセスがわかった。外来での悪化もまた、友だち、治療者その他への気遣いからであることが判明した。その結果、治療は、母親なども交えたかたちで、対人関係での対応の仕方、母親や治療者との関係の持ち方だけではなしに、友だちないしは大学での役割をふくめた生活のあり方を学ぶ場となった。治療開始後二年目、大学への復帰を果たした。

その後、新しく恋人ができたことが報告された。しかし、ともすれば関係が不安定になり、手首を切りたくなったといっては外来を受診するのであった。しかし、そのなかで、恋人や他の学生との関係の様子を語り、それに対するアドバイスを受けることで危機を脱するといった、適切な治療者の「使い方」を学ぶようになった。大学生活もずいぶんと安定し、二三歳のときに卒業を果たした。そこで、父親との会話も復活し、不定期のアルバイトをはじめ、さらに医療事務の専門学校に通うようになった。現在、ボーダーライン状態から抜けだし、社会人としての生き方を学ぶ毎日である。

良い母親と悪い母親

見捨てられ不安を感情基調として、依存と攻撃、対象の理想化と見下しが容易に交替しやすい対象関係の起源はどこにあるのか。

M・マーラー（一九七一年）は、境界性の人格を「分離個体化段階」の「再接近期」（生後一六～二四ヵ月）の母子関係に問題を残したケースであると考えた。それを受けて、J・F・マスターソン（一九七六年）は境界性心理の中核に「見捨てられ不安」があるとの考えを示した。これで、境界性障害の精神力動（心理構造）の大方が定まったといってよいだろう。

再接近期というのは、幼児が母親を自分とは別の存在であるとの認識が可能になった段階を指している。この段階では、母親が別の存在であるということに気づいたあとだけに自立心が強くなる一方で、逆に母親がいなくなることに過敏となり、分離不安が高まりやすいのである。子どもが「自分でできるよ」と母親の手助けを拒みながら、一人ではじめると不安になって母親の膝に顔をうずめて泣くことをくりかえす、二歳前後特有の幼児心理とされる。

この段階のもうひとつの特徴は、良い関係のときの母親と悪い関係のときの母親が同一の存在であることをきちんと認識できていないということである。母親に不満を感じたとしても、かつては良いことをしてくれたし、時がくればまた良いことをしてくれるだろうとは考えられない。良いときと悪いときとは、母親がそれぞれ別の存在であるかのようにとらえてしまう。このような対象関係は部分的対象関係と呼ばれており、良いときも、悪いときも同一の対象として認識できる全体的対象関係に対置される。依存と罵倒が容易に交替する関係の基盤には、この部分的対象関係があるとされている。

この「見捨てられ不安」と「不安定な対象関係」を青年期にまで残す原因は何か。マスターソンは、ボーダーライン・マザーの存在を挙げた。母親もまた見捨てられる不安の心理をもっているという意味だ。子どもの分離不安が高まったとき、母親がこれに反応して、双方から分離不安が高まって生じたものが境界性パーソナリティ障害であるというのである。いわば、子離れの悪い母親をめぐる問題だというのである。

ただここで、境界性パーソナリティ障害と児童虐待の関係に言及しておかねばならないだろう。一九九〇年代に、境界性のケースで虐待、ことに性的虐待が広範に認められたという研究結果から、境界性パーソナリティ障害が発展してくる背景には虐待があるという考えが流布したことがある。しかし、その研究を発表した学者自身が、虐待例には健康な成人もまたたくさんいることから、境界性パーソナリティ障害と虐待の直接の関連は薄いといいだしたのである。以来、専門家のあいだでは両者に関連はないということになった。しかし、関連書にはいまなお、両者の関係を力説する解説が多いのには注意する必要がある。

境界性パーソナリティ障害が減少した理由

境界性パーソナリティ障害が若い女性に多いことはよく指摘されるところである。中高生の初診も決して珍しくなく、また最近では、大学生、あるいは社会人になって問題が表面化する例が増えたという印象を抱いている。若年の例ほど、両親の不和、親兄弟の精神疾患など深刻な家庭内問題のあることが多いようである。一方で、年齢が高くなるほど、個人が社会人として生きようとするときの困難と関連して症状が出てくるようである。

ただ、境界性パーソナリティ障害が登場して三〇年以上経った現在、精神科外来を受診するケースが減ったという印象を述べる精神科医が多くなった。

理由のひとつに、リストカットをはじめとした自傷行為をみても周囲が驚かなくなった、あるいは騒がなくなったことが挙げられる。時には、手首は跡が残るので外からみえない個所を傷つけるといった計算が働いているケースが多くなった。いわば、手首自傷に秘めた、「熱い」思いが冷めたという印象を受ける。

第二は、自傷行為や烈しい感情の吐露といった著しい退行を起こす温床となっていた母子関係が、以前ほどの密着性をもたなくなったことが挙げられる。母親側の構い過ぎが少なくなったのである。

第三は、幼児的な言動を拒否しない文化が地域社会で一般化していることがある。それだけに、周囲は、未熟なパーソナリティがくりだす幼児的な心性を以前のようにバッシング（拒否や反発）することが少なくなった。いわば、家庭内の母子関係でしか受け入れられなかった独りよがり（自己愛的）で他罰的な言動が社会的な人間関係のなかで表現されやすくなった。たとえば、母子間でしかみられなかったゴタゴタが、近年では、職場の上司とのあいだでのゴタゴタに移ったような印象を受ける。ケースによっては、上司とのゴタゴタを母子協同して突き上げるという構図になっている。精神医学的な問題としてクリニックに持ち込まれていたパーソナリティ障害が、職場内での人事問題と化しているかのような印象を受けることさえあるのである。それだけに、職場ないしは家庭内の夫婦関係のゴタゴタで終わり、精神医学的ケースとして顔を出さなくなったことはあるようである。一方では、手首を切る女子中高生は逆に増えているといわれている。

境界性パーソナリティはあるのか

ストレスの下《もと》で半端《はんぱ》ではない退行を起こして、子どもっぽい言動を示すようになる原型をめぐっては、まだじゅうぶんな検討がなされてはいない。強迫性、ないしは演技性（ヒステリー）のパーソナリティのように、生まれながらにしてその性格に方向づけられているわけではないようにもみえる。そもそも、境界性パーソナリティ障害そのものが、神経症水準の人格まで発達することができずにいる人格という意味合いをもった概念である。したがって、治療が進めば神経症水準の人格になることになっている。事実、臨床場面で、治療を受けて一人の社会人として巣立っていくケースをみていると、筆者の経験では、強迫性、演技性パーソナリティというより、森田神経質（第七章で詳述）に近い印象を受けている。

それだけに、現在のところ、筆者は境界性パーソナリティという概念は使用しない方が安全な気がしている。同時に、境界性パーソナリティ障害そのものが、二〇世紀後半に登場して以来、その姿かたちを変えていることもまた考慮に入れておく必要があるように思っている。

境界性パーソナリティ障害もどき状態

最後に、境界性パーソナリティ障害もどき状態ともいうべきケースが、ここ五年ばかりのあいだに急増したことを述べておかねばならない。それは、過食、手首自傷、過量服薬などの自傷行為を前面に出しているが、決して境界性パーソナリティ障害とはいえないケースである。臨床現場だけではなしに、学会で、研究会で堂々と、境界性パーソナリティ障害のケースとして発表されていることも少なくない。しかし、詳しくみると、これらのもどき状態は、自傷行為をはじめとする多衝動性の症状をともなってはいるが、背後の自我機構や不安の様態は境界性の障害のそれではない。見捨てられ不安はないのである。何よりも治療の際のアプローチのありようがまったくもって異なってくることに注意したい。

その第一は、スキゾタイパル・パーソナリティ障害である。ここでみられる自傷行為は外界の出来事と適当な距離を保持できずに自己の存在が危機に瀕したところでくりだされる衝動行為である。偽りの自己を基盤にしたイン・アンド・アウト・プログラム（第一章）に根差した不安が中心にある。

　第二は、通常の臨床では双極Ⅱ型障害と呼ばれている状態がある。本書で、筆者がサイクロイド・パーソナリティ障害（第二章）として提唱した病態である。特有の対象関係（同調性）をもとにして生じる無力感（烈しい怒りと抑うつ）から出てくる自傷行為は、単なる気分障害では片づけることはできないように思っている。

　第三は、強迫性、演技性、反社会性パーソナリティを基盤に手首自傷や薬物乱用などの症状を呈するケースである。境界性パーソナリティ障害の診断を受けていることが多いが、基本というべき見捨てられ不安を欠いている。それぞれ、几帳面、注目希求、破壊性が中心的役割をもっているが、成熟した人格の姿かたちを成すまでにいたっていないところが特徴である。

　第四には、注意欠陥多動性障害（ＡＤＨＤ）やアスペルガー症候群とからんで登場してきた成人の非特異的な発達障害がある。それぞれに、青年期になって生じた社会的課題を前にしてうまく対応できず、隠れていた発達障害が表面化するケースである。発達障害そのものは軽症なことが多いが、外界の現実との接触で内蔵していた衝動性が突出して、情緒的混乱を惹き起こす姿はたしかに境界性の状態に似ている。

　これらのケースでは、自傷行為をはじめとした幼児的な言動だけにとらわれずに、基本的不安は何かに絶えず注目し、診断に、治療に、慎重な態度が求められる。

新しい視点からの治療法

これまでの境界性パーソナリティ障害に対する治療的対応は、患者の幼児的な言動（衝動行為）にどう対応するかが主要な目標であった。そこで、まず推奨されたのが「限界設定」という技法である。手首自傷をはじめとするさまざまな衝動行為、あるいは一般常識を守らない「境界侵犯」（時間外の電話や受診など）に対して、それを止めるように説得する、それができなければ制限を加える、さらに事態が深刻になれば入院させるなどがそうであった。当然、薬を投与することも推奨された。このようにして衝動行為を通じて伝えてくる気持ちをもっと別なかたちに変化させる方法はないものかということが検討の対象であった。

さらに重視されたのが、対象イメージの修正である。すっかり依存しているかと思うと、些細な行き違いで烈しく罵倒してくる、不安的な治療関係のなかで垣間《かいま》見られる患者が描く非現実的な親や治療者のイメージをいかにしてより現実的なイメージに変えていくか、これこそが精神療法の基本であると考えられた。

しかし、烈しい感情が行き交うなかで対応する苦労は並大抵のものではない。逆転移と呼ばれる治療者のなかに生じてくる感情との闘いがしばしば話題になったのもそのためである。そして、この治療を達成するには、長期におよぶ定期的な個人精神療法をする以外にないと考えられた。そのため、五年〜一〇年の治療経過は仕方ないものとされた。

ところが、二一世紀にはいると、もっと別の視点からの治療的アプローチが求められるようになった。欧米では、弁証法的行動療法（M・M・リネハン）やメンタライゼーションにもとづく治療（P・フォナギー）などが登場し、わが国にも盛んに紹介された。これらの治療法は、患者の現在の生活のありように注目したアプローチであるが、一方で数多くのスタッフを動員するなどたいへんに大がかりなもので、わが国の精神医療の現状に合うものではないと筆者は考えている。

こうした状況を踏まえて、筆者らは別の新しい視点からもっと簡便な治療法を考案し、「日本版治療ガイドライン」（二〇〇八年）として提唱することになった。以下、このガイドラインに沿った治療的対応のあり方を述べることにする。

まず注目すべきは、些細なことで烈しい退行を起こして幼児的な言動に走るために、患者があたかも大人の自我組織を発達させることができずにいるかのように誤解してきた経緯があることである。事実は決してそうではない。彼らなりの年齢相応の社会的感覚を発達させているのである。ただし、その社会的感覚は脆弱《ぜいじゃく》で、意識されていないことが多い。

それだけに、患者は、友だち関係や学校・職場でイヤなことがあると、不安や葛藤を自分のなかに抱え込むことができずに、頼りになる誰かに救いを求める。これまでは母親であることが多かったが、最近では、配偶者ないしは職場の上司になることもある。ともあれ、最初の傷つきが、母親ないしは上司との関係の問題にすり替えられ、問題が歪《いびつ》になっていることを知っておかねばならない。患者は、母親や上司に無理を強いられていることが問題であると考えるようになっている。ここに注目するのである。

未解決の小さな出来事に注目する

たとえば、二〇歳代半ばの女性は、沈み込み、かつて父親に受けた性的虐待のせいでこんな自分になったと父親を責め、それに応えない父親に苛立って、手首を切って暴れるようになった。これが受診のきっかけである。

これまでの治療者は、手首を切らないで乗り越える途《みち》を一緒に模索しようと提案し、さらに過去の母子関係にまでいたる個人精神療法を提案するのが普通であった。ところが、ガイドラインは、手首を切ることは措《お》いて、手首を切る事態になった時期に何事かなかったかを探ることを勧める。すると、彼女は、一年ほど前に、ある男性と同棲し、自ら医療事務の専門学校に通いはじめたが、まもなくすると通学が辛くなって辞めたくなっていたことが判明した。しかし、これをめぐって「それはならじ」とばかりに、恋人も励まし、実家の母親もやってきては家事の手伝いをしては通学をさせるという状況ができ上がり、彼女は辞めるに辞められない状況になっていた。

そこで、筆者はこれこそが手首自傷の原因であろうと伝えて、「学校はいつ辞めてもいいじゃない」と提案した。母親に来院を願って説明すると、母親は「ここで辞めたら、いつまで経っても大人になれない」という考えをもっていることが判明した。しかし、こうした融通の利かなさが彼女を手首自傷にまで追い込んでいたことを知り、「再挑戦の機会はいくらもある」という筆者の発言に理解を示すようになった。無理させないことで周囲の意見が一致したのである。彼女は、これを契機に、「辞めたければいつ辞めてもよいのだ」という生活感覚を得るにおよんで、辞めたらみんなに見捨てられるという不安を乗り越えることができたのである。まもなくすると、手首自傷は消失した。母子関係が変わったのも収穫であった。

目の前の烈しい行動化をいったん措いて、その周辺で未解決なままになっている小さな出来事に注目する、これが新しいガイドラインの基本である。患者は、ともすれば過去の親子関係に原因があるという考えにもっていきたがるが、それには乗らないように心掛ける。この方がよほど簡便で、治療期間もずっと短くて済む。ケースによっては、一年もあればボーダーラインの状態から抜けだすことができるのである。

治療困難なケースも

ただ、境界性の状態が二次的に別の事態を作りだしているときは、ことはそう簡単ではない。薬物乱用や依存症を形成し、性的逸脱から発展した売春行為が職業と化してしまっている場合などがそうである。精神科医によっては、二次的に発生したこうした事態こそが境界性パーソナリティ障害だと思い込んでいる節があるが、それは正しくない。これらの事態が生じたら、その事態に向けた治療を別に構想する必要がある。過食が長引いて、肥満症をきたし、それが主要な問題となっているケースでは、まずもって肥満症の治療に着手するのである。カロリー管理、適度な運動といった処方箋を作るのである。反社会性が前面に出たときは、司法の力を借りる必要もあろう。こうなると、治療は、長い道程となるだろう。ことに、生活環境が悪いケースでは予後不良のままに終わることが稀ではないことは知っておきたい。

第六章　自己愛性パーソナリティ障害

――尊大な自己の背後

新しい概念

自己愛性パーソナリティ障害は、現在、境界性パーソナリティ障害とともに、パーソナリティ障害の対をなす比較的新しい概念である。

そもそも、パーソナリティ障害としての記載は、ウィルヘルム・ライヒの男根期的自己愛性格（一九三三年）にさかのぼる。ライヒは、自己確信的で傲慢、弾力的で活発、精力旺盛な、他に強い印象を残しやすい人格像を記載し、ヒステリー性格、強迫性格につづく第三の神経症性の性格として位置づけた。なお、男根期とは、肛門期とエディプス期の中間に位置し、自慢したり、高ぶったりしやすい心性をもつ発達段階である。彼は、この時期に問題を残したケースと考えた。

しかし、精神医学のなかで注目を惹くようになったのは、H・コフート（一九七一年）が、治療経過中に治療者を理想化するなかで誇大的な自己を露呈させてくるケースを、当時、話題になっていた境界性パーソナリティ障害と対峙《たいじ》させて、「自己愛性パーソナリティ障害」と名づけてからである。ことに、「自己愛的怒り」を基本的感情として位置づけ、依存的で、ともすれば「見捨てられた」と感じやすい境界性パーソナリティ障害と対比させてみせたことがひとつの貢献となった。このパーソナリティ障害の諸特性が自己をアピールしなければならない現代の風潮と合致したことも見過ごすことができない。

自己愛的怒り

ＤＳＭ-Ⅳでは、誇大的自己、賞賛されたい欲求、他者に対する共感性の欠如が自己愛性パーソナリティ障害の基本的特性となっている。

つまり、彼らは、自分を特別な存在であると思い込んでいる。それは、自分には才能があり、業績もあるという想いに裏打ちされたもので、限りない成功、権力、才気、美しさ、あるいは理想の愛をめぐる空想に浸っている。それだけに、対人関係では、周囲の人たちは自分に対し特別な計らいをしてくれるものだと考えている。そして、それらを上手《うま》く運ばせるために、たまたまもらった有名人の名刺をみせて、さも親しいつきあいがあるかのごとく振る舞うなど、自分の偉大さをそれとなくほのめかしたりする。華美な印象を与えることも多い。

こうした自分に対する並々ならぬ関心は、その分、他人に対する関心、つまり、思いやりを欠落させることになる。ここが、自ら関係を求めようとする演技性パーソナリティ障害と異なるところである。社会的な意味での恋人、配偶者、あるいは親友を愛情や親しみの対象ではなく、自分の都合に合わせて使用する道具ほどにしか考えていない。大切な人たちの気持ちや欲求に気づこうとしないのである。また、自分の目的を達成するために他の人たちを不当に利用するなど、良心のかけらもないという印象を与えることがしばしばである。

その一方で、周囲の賛同や賞賛を得ることができないと、周囲の関心が他に移ってしまったかのような錯覚に襲われ、烈しく怒り、苦しむ。あるいは、他の批判的言辞、拒否に対して烈しい怒りをもって反応する。「自己愛的憤り」と特別に呼ばれるほどの烈しさである。さらに、憤りを超えて、烈しい自殺念慮をともなう抑うつに陥ることもよくみられる。

表面の尊大さと内面の弱々しさ

興味深いのは、こういった自己愛性パーソナリティの人が尊大さの背後に別の人間像を隠しもっていることである。それは、自分は人間として決定的に大事な資質が欠落しているという感覚であり、ダメな人間だと思われているという感覚である。あるいは、その資質を備えたと目される人たちへの烈しい羨望の念が心を占めるという惨めさをも秘めている。自分の至らなさ、羞恥心、劣等感に打ちひしがれ、それが露呈することに戦々恐々となっている。このコンプレックスこそが、強力で攻撃的な姿勢をとらせる元凶である。

問題は、表面の尊大さと内面の弱々しさのあいだでどのようなバランスが取れているかである。表面の尊大さが強力に機能して、弱さを内面に押し込んでいるときは、例えば、やり手の部長として、あるいは指導力のある政治家として活躍する姿をみせることになる。しかし、社会的状況により、あるいは人生の節目を迎えて、表面の強力な自我組織に揺らぎが生じて、内奥の弱さが露呈してくることがある。そうなってくると、自らをダメな人間と思い込んだり、抑うつ的になったりするのである。

臨床現場では、劣等感を抱いて治療を求めてくるが、治療を進めていくと、やがて治療者を理想化し、それに釣られるようにして誇大的な自己を表面化させるケースがみられる。コフートはこれを描写して、自己愛的パーソナリティ障害と呼んだのである。いわば、この内面の弱さが表面に出たケースである。これを踏まえて、G・O・ギャバードは、自己愛性パーソナリティ障害を、周囲を気にかけない尊大なタイプと周囲を過剰に気にする過敏なタイプに分類している。

尊大な自己と小心な自己の両方が同時に本人に意識されることはない。両者のあいだに分裂機制（スプリッティング）が働いているからである。この点が、両者が本人に意識されている次章の回避性パーソナリティ障害（森田神経質）と異なるところである。回避性の患者には、両者間の葛藤が心内で渦巻き、嘆き苦しみながらも、それを克服しようと努力する姿があるが、自己愛的な人にはこれがない。

父親に法外な賠償請求をした青年

設計事務所に勤務する男性（二六歳）は、衝動的に死にたくなるという不安を訴えて受診した。子どものころ、両親は家業の運送業のため、彼の育児はもっぱら祖父母にまかされていた。彼は、これが「ボクをダメにした」と語っている。中学生になったころから「俺は特別な人間になる」という考えをもつようになった。勉強はできたので、進学校に進んだ。しかし、高校三年時には勉強を放りだして卒業が危うくなったことがある。その一方で、担任教師の励ましに応えて、驚くようなよい成績をおさめ卒業に漕ぎつけるという芸当もみせている。

一浪の後、有名私立大学の建築科に進学した。ここでも、学科の勉強には興味を示さず留年をしたほどだが、ある教授を慕って研究室をよく訪ねたという。卒業すると、小さな設計事務所に就職した。将来は世の注目を浴びるような設計をして名を上げようと意気込んでいたが、三年もすると「俺はこんなくだらない仕事をするような人間ではない」という思いに駆られるようになった。意欲をなくし、絶望的になって、仕事を休むようになった。酒量が増え、不眠、イライラを訴え、衝動的に死にたくなったのであった。

初診からまもなく、「一家団欒などの平凡な生活にはヘドが出る」といいながら、「先生のような人に出逢えることができて救われました」と筆者を理想化するようになった。その一方で、「俺の人生をダメにしたのはお前たちだ。五〇〇〇万円準備しろ」と父親に脅迫の電話をよこすようになった。入院をさせざるをえなくなったのである。

入院させて驚いたのは、女性の患者や看護師の言動に傷ついて食って掛かる態度である。そして、筆者にもときに不機嫌な態度と攻撃性を示すようになった。まもなくすると落ち着いてきて、退院することになった。

その後、患者は、父は「将来、肉体労働者になるか、ネクタイを締めるか、ネクタイを締めたかったら勉強しろ」の一点張りだったが、母は優しい人であったという対照的な両親のイメージを描くようになった。そして、中学生のころから、周囲の目をひどく気にするようになっていたことを告白しはじめた。初診時にみられた「将来、俺は特別な人間になる」という確信の裏には、周囲の目を気にする不安があったのである。この対照的な自己イメージを結びつけていくと、「母親にいわせると、女性は直感的に他人の心を見抜く力があるそうですね。ボクは女性に弱いのです」と述べるまでになった。彼が怖れ、怒っていたのは、じつは母親であることがはっきりしたのである。幼いころから母親にけなされ、そしられ、ときには面罵《めんば》さえされてきたことが思いだされた。そのなかで、母親と対峙するにあたって彼と父親との共同戦線もまた重要なテーマとなった。しだいに、彼の奇妙な野心は母親に反発して形成されていたことがあきらかになると、人格的な安定をみせるようになった。

母親の共感を得られなかった子ども

自己愛性パーソナリティ障害が発達してくる背景には、子どもが自慢したり、高ぶったり、自惚《うぬぼ》れたりしたがる、自己愛的欲求の高まる時期（男根期）などに、母親がそれを支えて自己愛の満足体験をもたせることをせずに、子どもをけなし、そしり、腐《くさ》し、時には面罵さえする母子関係があるとされている。

コフートは、自己愛的欲求を支える母親の心理的態度を「共感」と呼んでいるが、これこそが健康な自尊心、向上心、ひいては理想形成の起源となるものである。

コフートによれば、この共感を得ることができなかった子どもは、三つの自己を発達させるという。挫かれてダメ人間というイメージをもった自己、それを反動的に誇大化させて形成された尊大で傲慢な自己、そして陽の目をみることのないままに奥底に隠れてしまった蒼古《そうこ》的な本物の自己がそれである。表面に出るのは、尊大な自己とダメな自己であるが、両者が心のなかで同時に自覚されることはない。しかし、治療が進む過程で、ダメな自分、尊大な自分が折り合いをつけて、内で隠れていた身の丈に合った本物の自己が出てくると、人格はバランスを得て、安定してくるのである。

これらの自己像のせめぎ合いのなかで中心的役割を果たすのが「恥の心理」である。いわば、幼児期に母親にけなされ、腐されて生じた自尊心の傷つきをいかに癒していくかの問題である。それだけに、自己愛性パーソナリティ障害は恥の精神病理であるといっても過言ではない。罪悪感を基本的感情とする強迫性パーソナリティ障害と対照的である。

自己愛性パーソナリティ

自らは同情や尊敬の念をもつことがないのに、他からは賞賛や同情を求める自己中心性の持ち主である自己愛性パーソナリティの人は、身の回りに決して少なくない。ともすれば、いろいろな場面でいざこざを起こしやすいが、普通は、社会感覚に助けられて適応的である。忘れてならないのは、彼らが自分に才能があり、優れているという誇大感をもっているために、それを周囲に認めさせようとして秘かな努力をし、ある程度の成功をおさめていることである。それだけに所属集団ないしは組織のなかで、多少の批判を受けながらも、出色の人物として通っていることが多い。ワンマン経営者、やり手の部長、官僚、大学教授、さらには人気の高い芸能人として成功しているケースはよくみられる。この状態にとどまっているかぎりは（自己愛性パーソナリティ障害ではなく）、自己愛性パーソナリティにおさまっているといえるだろう。

自己愛性パーソナリティ障害代理症

自己愛性パーソナリティ障害を考えるうえで注目したいのは、自己愛的な人の周辺で精神科患者が生産されることである。たとえば、ある部署のメンバー六人すべてが精神科を受診していたという臨床経験がある。調べてみると、やり手の部長の言うことなすことが絶対的な掟《おきて》と化した職場が原因であることが判明した。家庭内でいわば法律と化した男性のもとに支配され、妻はうつ病の、娘は境界性パーソナリティ障害の治療を受けているということもままみかける。筆者は、この種の精神医学的ケースを自己愛性パーソナリティ障害代理症と呼ぶことにしている。さらに、外でトラブルを起こして周囲との関係が悪化した自己愛者が家庭でＤＶ行為におよぶなどして、家族が精神的に支障をきたすような場合もその名にふさわしいと思っている。

自己愛者がはまる陥穽

精力的な社会生活を送っている自己愛性パーソナリティの人が何らかの契機で破綻をき

たす、いわば、精神医学化するのはどのようなときか。欧米では、結婚を契機に事例化することが多いとされている。配偶者が本人の自己愛的欲求に応えないために問題が生じてくるのである。しかし、我が国においては、結婚によって事例化することは少ないようにみえる。むしろ、大学を出て就職し、社会人としての責任をもたされるようになったころに、上司をはじめとした周囲との折り合いが悪くなる、ノルマが重荷になって心が砕けるといったかたちで発症することが多い。大学で活動的な学園生活を送っていた青年が就職してまもなくすると破綻をきたし、うつ病者になることもある。

一方、洋の東西を問わず、時代的推移とも関係なく、自己愛者がはまる陥穽《かんせい》がある。中高年に差しかかって、体力の衰えを感じたり、あるいは実際に成人病になって無理が利かなくなったりして、人生に陰りがみえてきたときの危機である。内奥にあった気弱で自信のない自己が頭をもたげてきて、抑うつ、不安、身体症状を訴えるようになる。

そのよい例が三島由紀夫《みしまゆきお》であろう。彼が、対人関係に過敏で傷つきやすく、感受性は繊細、思考は抽象的・観念的・非現実的であり、洗練されたスノビズムと貴族的な選民意識を具《そな》えていたことはよく知られている。

大蔵省を辞したとき、彼は、いよいよ職業的文士になったという緊張感とともに、精神と肉体の衰滅の危機のようなものを感じた、と述べている。生きていても仕様がない気がした、ひどい無力感が私をとらえた、という。そこで彼は、ボクシング、ウエイトリフティングといった肉体鍛練によって、これまでの虚弱で痩せた体を筋骨隆々とした身体へと変貌させた。その甲斐あってか、「これといった起伏のない一〇年を得ることができた」と述べている。過敏さが影をひそめて気さくさが表面に出た時代である。

ところが、四〇歳を過ぎて、体力の衰えを実感するようになると、彼の精神世界は憂愁を帯びることになった。『憂国』で話題をさらった時代である。そこで、彼は国家主義的な思想に裏打ちされた社会的行動を取るようになった。「盾の会」が彼の行き着いた終着駅であったことはよく知られている。青年期は肉体の鍛錬によって、中高年になると壮大な国家主義的思想のなかに精神の安定を求めていったのである。そして、「盾の会」が思ったほどの社会的反響を得ないことを知ると、市ヶ谷の自衛隊駐屯地に殴り込みを掛けて一斉蜂起を呼び掛けたのであった。その叫び声も大空に空しく消え去ったとき、彼には自決以外に途は残されていなかったのではないかと思われる。

なかには、非常に活動的な職業生活を送っていた自己愛的な人が突然退職をして、宗教的な隠遁《いんとん》生活に入ったり、新たな人生を求めたりすることがある。反社会性パーソナリティ障害の晩熟現象（第四章）に通じるといえるだろう。

蒼古的な本物の自己像

自己愛者には、協調性や他から学ぼうとする姿勢が欠落しているので、それらを涵養することが必要であると説いた解説書を読んだことがある。だが実態は、そんな生易しいものではない。

それでは、どのような治療的姿勢が求められるか。それは、患者が否認してしまっている、自信のない弱々しい自己に向き合う勇気をいかにして育むかである。しかし、治療者のこの姿勢は、自己愛的憤りを刺激し、烈しい抵抗を生みやすい。そのため、抵抗の連続といってもよいほどに、途轍もなく困難な治療となりやすい。患者が自己に向き合うまでにいたる道程はきびしくも長い行脚《あんぎゃ》となるのである。

精神分析の世界では、この治療的アプローチをめぐって大論争のあったことが知られている。その詳細は専門におよぶので多くを述べないが、ひとつは、患者を傷つけないように最大限の注意を払いながらも、病的に肥大した誇大的自己に、慎重に直面させることを勧めるやり方である。もうひとつは、患者がくりかえし仕掛けてくる治療者の理想化と見下しの態度を温かく受容しつつ、揺るぎない共感の態度を示しつづけることである。平たくいえば、「北風と大陽」の寓話の北風的な接近か、太陽的な接近か、という二つの方法である。一般には、後者に与《くみ》する意見が多いかにみえる。

ともあれ、治療を開始するとき、患者が、同一性の感覚や自己評価を保つ能力に必要な母親の肯定、賞賛、承認を得た経験がないために、自らの内面的な弱さに向き合うことに非常な恐怖心を抱いていることを心に留めておきたい。治療者のやり方に対して辛辣《しんらつ》な批判を加え、落胆して投げやりになる態度を隠そうとしなかったり、逆に大所高所からの説教じみた批判をしたりする。それだけに、治療者もまた、気力をくじかれ、怒り心頭に発することがしばしばである。対応する人間にとって、こうした感情と闘うのは生易しいことではない。しかし、この困難を乗り越えることなしには治療は前に進まないのである。自己愛性パーソナリティ障害の治療者が異口同音に〝忍耐〟を口にするのは、このことを示している。

そして、治療者の対応が患者を落胆させたり、ひどく怒らせたりしたとき、治療者が率直に謝る心の準備をしておく必要があるとされるのも、他の障害ではみかけない技法である。もちろん、過度に自己批判的になるのは危険であるが、こういった患者の治療では、失敗は付き物であるとの認識は重要であるし、知らないうちに患者を傷つけてしまっていたことにお詫びの気持ちを伝えるのは治療的といえるだろう。

そのうえで治療者に求められるのは、表面の高慢さと内面の卑屈さが交錯する彼らの人格像の背後に、もうひとつ別の蒼古的な本物の自己像が隠れていることへの揺るぎない確信である。この確信は、治療をつづけるうえでも、治療を成功裡に終わらせるためにも、欠かすことのできない態度である。それは、あるがままの自分、安らぎと充実感を体験する自分に対する認識である。そして、このあるがままの自己体験を阻んでいるのが、じつは恥の心理だということである。彼らには肯定、賞賛、承認の体験が欠落しているため、羞恥心が非常に強く、ごく当たり前の要求や依頼さえできないでいることが多い。言い換えれば、上手に甘えられないのである。

上手に甘えられるようになると、自己愛者も、他者を見下さずに済むようになる。平凡でもよいのだと知るようになる。恥を感じることなく他者と本当の気持ちを通わせ合うことができるようになると言ってもよい。このような関係が形成されるようになったら、しめたものである。

第三部　外界と「私」との対峙

第七章　回避性パーソナリティ障害

――恥の心理

「私」（自己）は、今や、対象から屹立してひとつの自立した存在となった。対象（親）の価値観（道徳観、規範意識）を取り込んで、自分の人格の一部にすることが自立の要件である。精神分析でいう超自我の形成である。この構造では、自我に耐え難い不快で苦痛な事柄を心のなかに閉じ込める抑圧が重要な役割を果たしている。それだけに、内面の世界が非常に複雑になり、不安や葛藤が重要な意味をもっている。こうなると、対人関係で不都合が生じても、第三者の目を失わないですむようになる。世間体、周囲の評価を気にする心理が重要となる。第三部ではまず回避性、そして強迫性、演技性パーソナリティ障害を取り上げたい。

はっきりしない臨床的輪郭

回避性パーソナリティ障害は、低い自己評価（自信のなさ、劣等感）とそれにともなうひきこもり傾向を基本とする病態である。しかし、この病態が歴史的検証を経ないままにDSM-Ⅲに登場しただけに、その存在を疑問視する声がないわけではない。ひきこもりに重点をおいてスキゾイド・パーソナリティ障害と重ね合わせたり、自己評価の低さに注目して依存性パーソナリティ障害との併存を考えたりする意見もあって、その臨床的輪郭は必ずしもはっきりしない。G・O・ギャバードは、「臨床的に、経験的に、あるいは広く受け入れられた理論的な合理性さえない」などの諸家の意見を紹介しながら、この障害の独立性を危ぶむ声の少なくないことを指摘している。

配慮的で遠慮がちな森田神経質（回避性パーソナリティ）

しかし、我が国の対人緊張症の治療経験、ないしは森田療法に多少ともなじみのある臨床家ならば、DSM−Ⅲ、Ⅳの「批判、否認、拒絶を怖れて、他に好かれているという確信がないために馬鹿にされるのではないかと怖れ、自分はダメ人間だという思いで心が一杯となり、対人関係から後退してしまっている」という臨床描写をみたとき、これは我が国特有の対人緊張症の背後で機能する神経質性格であると考えるのではないかと思う。こうした症状は、森田《もりた》正馬《まさたけ》が自ら編みだした森田療法のなかであきらかにしたひとつの人格像であることから、森田神経質といった呼び方がなされることもある。

神経質の人は、対人関係で傷つくことを怖れてそれを回避はするが、人との交わりを希求する心は活発である。対人関係を忌避して一人でいることを好むスキゾイドとは違う。また、依存性の人と同じく内に依存心を秘めながらも、その依存性を嫌って自立的であろうとする特徴がある。その一方で、非常に強迫的なところもある。完全欲が強くて、自らなしたことに不全感がつきまとい、確認をくりかえし、こだわりを生じやすいのである。しかし、精神分析があきらかにした反動形成や感情の切り離しといった、特有の防衛機制によって対人場面での過敏さを消し去っている強迫性格者とは異なる。対人場面で、相手を傷つけたのではないか、相手が自分のことをどう思っているか、軽蔑しているのではないか、と非常に過敏で、配慮的で遠慮がちな態度をとりやすいのである。これは、優勝劣敗に過敏な恥の心理と密接に絡んだ人格のありようといってよいであろう。いわば、自己愛の問題を秘めた人格である。しかし、自己愛者が相手を無視してとるおごり高ぶった態度とはまったく違った態度に徹している。

こうして周辺のパーソナリティ障害との違いを明確にしていくと、この控えめで良心的な人格を回避性パーソナリティと呼んでも的外れではないように思う。この人格に揺らぎが生じてひきこもりが前面に出てくると回避性パーソナリティ障害となるのである。

仕事に振り回される男性

ここに、四〇歳の男性がいる。これまで三回ほど、抑うつ、疲弊のために精神科を受診し、病気休暇をとったことがある。その後、森田療法の勉強会「生活の発見会」に参加したこともある。

二八歳のとき、本社から九州支店への転勤を命じられ赴任した。このとき、慣れない仕事が一挙に押し寄せてきて、さばくのに大変な苦労をした経験がある。幸い、二年で支店勤務を解かれたが、本社に帰ると、今度はふたたび慣れない仕事が待ち受けていた。いろいろな部署の調整をする仕事で、対人関係が苦手な彼には、大儀なことであった。仕事量が多いうえに、仕事の全体像を呑み込めずに戸惑うことも多かった。だからといっていい加減に済ますことのできない性格なだけに、納得のいく計画を練るのに途方もない労力と時間を強いられた。日曜出勤もざらであった。しだいに疲れがたまり、混乱をきたして頭が働かなくなり、頭痛、胸部痛、腹痛、下痢などの身体症状まで出てきたので、ふたたび心療内科を受診した。三二歳のときである。

この経過からは、完全主義的で、誰かと相談する、気分転換に遊びに行くといった昇華能力が発達していないことがうかがえる。自我理想が高く、良心的で、優勝劣敗に過敏、何か気になるとこだわりやすく、息抜きができない人柄である。

父親は、口下手で決して社交的であるとはいえないが、真面目な働き者で、小さな飲食店を経営して生計を立てていた。むしろ、母親の方が社交的で、家のなかをとり仕切っていた。会話は母親とのあいだでなされるのが常であった。

子ども時代は友だちとよく遊んでいたが、中学生になったころから仲間に入ることが苦手になった。表に立って批判されるのが怖く、手柄も他に譲る遠慮がちな人間になったという。その後、普通に大学を出て、普通に就職し、普通に社会人になったが、女性との交際には消極的で、今なお独身である。ただ、先輩、同僚、後輩と一緒に呑みに行くことは好きで、よくつきあうという。

高い自我理想を基盤にした恥の心理

これは森田神経質者とみてよいケースである。まず、この患者の生きざまに彩りを与えているのは、与えられた仕事に一生懸命に応えようとする従順さと、出しゃばりを避けて控えめをよしとする生活態度である。この背後にあるのは、高い自我理想を基盤にした恥の心理である。自意識過剰といってもよい。

つぎに、関心を自分に集中させている分、周囲が客観的にみえにくくなっていることがある。その結果、思い込みが強くなっている。この男性のケースでは、新任の女性上司が性格の強い人で、何かとトラブルを起こしやすいという噂を聞いて、いつ自分に降りかかってくるかわからないという不安から筆者を受診したのであった。具体的に何かに困っているわけでもないのに、その女性上司が気になって仕方ない、というのであった。森田正馬の後継者である高良《こうら》武久《たけひさ》は、こういった思い込みを「主観的虚構性」と呼んだが、こうした心理状態に陥りやすいのも、彼らの特徴である。

第三は、「とらわれ」の強さである。気になりはじめたら、それが頭から離れることがない。いつも気になって仕方ない。これがまた主観的虚構性を強化し、固定させていく。このとらわれが社会生活をひどく阻害していることはあきらかである。

罪悪感と恥の中間

彼らの心には母親との関係が色濃く影を落としていることが多い。臨床の現場でよくみる例としては、こうした患者の母親たちには、世間体をとりつくろうとするところがあって、その価値観から家庭をとり仕切っている。そのため、育児においても過干渉気味で、早手回しの介入をしやすく、子どもが主体的に物事を決める機会を奪っているところがある。友だちから聞いたある予備校の話をしたら、まだ自分で通うかどうか決めていないのに、母親がさっさとその予備校に行き資料を集め、後は申し込むばかりの手はずを整えているといった具合である。

ある青年は、最近になってやっとできたガールフレンドの両親と会うことになりそうだと告げると、二人のあいだにはまだ結婚という観念がまったくないのに、母親が婚約の申し出をするための手順をあれこれ考えて騒ぎだして困ったという。一事が万事そうである。彼らは、周囲に決められることへの秘かな反発を感じながらも、自分で決めることができずに誰かに判断を委ねたい気持ちが織り交ざった心理に陥りやすくなっている。土居《どい》健郎《たけお》が「甘えの構造」と呼んだもので、森田神経質の中心的心理でもある。

先のケースに戻ると、新任の女性上司はまさにかつての母親の姿の一端を示したものといえるだろう。それだけではなしに、転属先の仕事一般もまた、母親を相手にしているようなものである。仕事が外から押し寄せてくるのである。仕事に対して主体的にはっきりとした態度をとれなくなった性格は、いつまで経っても納得のいくことがない。これが、不全感を生み、こだわりを生みやすくなる。

彼らは、叱られ、禁止され、「警察が来るよ」とか「バチが当たるよ」といって脅されて育った強迫性パーソナリティの人とも、謗《そし》られ、貶《おとし》められて面子をつぶされて育った自己愛者とも違った人格の持ち主である。母親の早手回しの干渉に内心では反発しながらも、世間体を重んじる母親に従順な性格を形成している。世間体が内蔵する高い自我理想を人格に組み込んでいるのである。強迫者の罪悪感を基軸とした人格と自己愛者の恥の心理を軸にした人格の中間に位置するといってよい。

このようにして形成された人格の弱点は、少年期のある時期に通過しなければならない同性同年輩の集団、かつてギャング・グループと呼ばれた仲間に溶け込むことへの不器用さである。集団に参加できたとしても、辺縁の立場に終わることが関の山である。カルテや論文等で、小学生時代には奔放であった子どもが中学生になって大人しくなったという生活史を読むことがあるが、このことを示しているといってよい。さらに、第一志望校に落ちた、仲間外れにされた、信じていた親友に裏切られた、イジメに遭ったなどの体験が加わると、さらに事態を悪くする。

プライドの傷つきと背後の依存性のために、それを乗り越えることができずに生じる自己嫌悪が渦巻くことになるのである。

神経質からパーソナリティ障害へ

こうした弱点をもちながらも、かつての神経質者は、周囲の期待に支えられて、立派な人間になろう、尊敬される人間になろうという向上心に溢れていた。禅門を叩き、人生の書を読み耽り、先達との対話を熱心に求める青年の姿があった。それだけに、人生の指針になる思想や尊敬する先輩に支えられて、青年期の困難を乗り越えるというところがあった。

ところが、時代が推移すると、そうした克己心は弱体化し、登校拒否、退却神経症、〝社会的ひきこもり〟といった無気力な閉じこもり型の人間を作りだすようになった。森田療法家のあいだでも、一九六〇年代になると「神経質の不純型」という言葉が流行した。かつてあれほどに顕著であった高い自我理想も陰に隠れてしまったかの印象を受けるようになった。かくて、私たちは、DSM-Ⅲに掲載された回避性パーソナリティ障害という概念を受け入れざるをえなくなった。ここには社会生活の破綻という基本症状があるのである。つぎに回避性パーソナリティ障害の例をみてみたい。

先輩との出逢いによって元気を取り戻した青年

二四歳の大学生は、幼いころから、完璧主義で生真面目、マニュアル人間であった。中高大の一貫校で現在の大学に進んだが、二年ほど留年した。この二年、卒論に取り組んでいるが、友だちと競合することが多くて、どうしても気圧《けお》されてしまう。ダメな自分という気持ちが強くなり、また友だちと一緒に研究をしようとしても軽蔑されるような気がして、身を引いてしまうのであった。ついには、落ち込んでしまって、このままだと、大学院に行く気力も起こらないし、企業に勤めたとしてもやっていける自信もない。八方塞《ふさ》がりで、ときには死ぬことも考えるようになったといって受診したのであった。

つぎの診察の際には、「昔から人生上の重要な事柄をめぐって、自分で決断したことがなく、すべて親任せ、成り行き任せであった。友だちとの関係でも周囲に合わせるばかりで、自分で何かをリードしたとか、友だちを作ったという実感がない」と述べる。さらに、先輩から「マイナス思考を排除すべし」といった発破《はっぱ》を掛けるような助言を聞いても、すぐにダメだという気持ちになりやすい。兄は、要領よくふるまって、積極的に自分の人生を切り拓いている。いずれも、自分はとても敵《かな》わない。

考えてみると、幼稚園のころからイジメに遭ってきた。公園で親同士は楽しそうに談笑しているが、子どもだけの世界に投げ込まれて恐怖を感じている自分には見向きもしてくれない母親の姿が今なお頭に浮かんでくる。小学校に上がって不登校になったときも、それなら転校しなさいという態度であった。

治療を開始してしばらくすると、高校のときに、有名なサッカー・チームの各選手の経歴、得意技、ゴール数などを仲間に披瀝《ひれき》してみせる特技があったことを報告するようになった。友だちとのあいだで、唯一、自らの存在を示すことのできる瞬間であった。

そして、指導教授の研究室の穏やかな助教が誘ってくれたのを機会に、新しいゼミのグループに参加するようになった。その過程で、夏山登山の話が持ち上がり、世話役の助教の助手を務めることになったのである。彼にとって、みんなの交通や宿泊の手配を担当したことは大きな契機であった。小さい集団ながらも、仲間の世話という社会参加は本人には非常に新鮮に映ったらしく、閉じこもりの姿勢が大きく変わった。将来が拓けたような気持ちになったという。まだ、助教の存在なしには独り立ちできないかの印象は残っているが、元気になったことはたしかである。母子関係その他の未解決な問題を残していることは事実であるが、こうした先輩に支えられた仲間体験が社会とのかかわりを回復する足掛かりとなることはまちがいない。

修正されないままの幼児的な自我理想

ここには、自分のダメさ加減に思い悩み、悔しがるといった、かつての神経質の姿はない。アパシー（無気力）ともいわれる人間像である。

こうしたケースをみていると、親たちは、将来において有利といって、子どもたちを有名幼稚園、有名小中高一貫校、あるいは進学校へと駆り立てることに忙しい。子どもたちがごく普通のコースを歩みながら、自然に自分の進むべき道を切り拓いていく姿をゆっくりと支える姿勢はない。この点、子どもの主体性の確立に与《くみ》しない母親という意味では、古典的な神経質に通じるものがあるが、かつての母親のように過干渉といわれるほどに何時いつまでも面倒をみる姿勢はない。レールに乗せた後はほとんど関心を示さないかのごとくである。この大学生のケースにみるように、中高大一貫校には入れるが、その後の子どもの成長に対して、関心を示しつづけることはないのである。親子関係は稀薄になっているために主体性を確立できないのである。

こうした環境で育った青年は、現実の社会生活と接触をもっていないがために、幼児的な自我理想が修正されないままに残っている。たとえば、現在の大学生には「正社員でなければ一人前ではない」という観念が広く行き渡っている。しかし、卒業してうまく就職できたとしても、正社員として働けるかどうか本当の自信はない。実際に職場に出てみても周囲に圧倒されてひきこもってしまう青年はたしかに増えているのである。

ある二〇代前半の男性は、就職三ヵ月目に営業に廻されてパニックとなり、家に引っ込んでしまった。そのため、就職活動の塾にはいって、営業の練習をしてみたが、恐怖感だけが先に立ってどうしようもないのであった。その後、二年ほど面接治療に通ってきた。その結果、行きついたのが週二回のアルバイトであった。正社員のような責任がないし、社会とも触れることができる。二年してはじめて、それでもよいのではないかと思えるようになったのだった。二年におよぶ面接で、「正社員でなければ一人前ではない」という観念を何とか卒業できたということである。この間、親との関係も多岐にわたって修正が必要であった。これらのケースでは、観念と社会的能力との差が、本人はもとより、周囲にも理解されていないことが多いようにみえる。

アルバイトの意義

対人恐怖症の森田療法では、理想的な自己とダメ人間のイメージをもった現実的な自己との相克に由来する「こだわり」からいかに抜けださせるかに主たる目標があった。そこでは、日常生活に、あるいは作業療法において何も考えずにひたすら熱中することが大事だと説かれた。座禅において何も考えずにひたすら座ることに没頭することを説くがごとくにである。それをつづけていくと、理想的な自己と現実的な自己との相克の背後に潜んでいる「あるがままの自己」に到達することができるという。等身大の自己を受容できるようになるのである。森田は、ありのままの自己を「純な心」と呼んでいる。

ところが、回避性パーソナリティ障害といわれるほどの状態になると、一般的には、現実に圧倒されて、自らの心理的困難さえみえなくなるほどに無力化している。森田療法のような、現実的な活動に没頭できるほどの自我の強さは残っていない。社会生活の送り方ひとつからしてぎこちない。

そのため、まず生活の立て直しから治療をはじめざるをえないのが実情である。会社に行くのが辛くて休んでしまったとき、ウソでもよいから体調を崩して出勤できずにいることを上司に連絡すること、あるいは医師に頼んで診断書を用意するといった処世術を教えることからはじめざるをえなくなっている。彼らは、そうした術を知らないわけではない。ただ気が回らないのである。もちろん、外来での面接や、入院治療、デイケア治療などの集団活動を通じて、そうした術を身につけることも必要であるが、それよりも何よりも、職場での彼らの社会的行動を支える仕組みが必要になっていることを忘れてはならない。

そうした治療的アプローチを図っていると、面接の内容も、しだいに、過去の友人関係や職場での傷つき体験や家族内でのさまざまな出来事を語るようになってくる。そのなかで、兄弟関係がいびつであったり、父親の存在感のなさといったことがあきらかになってくる。ときに、家族が治療に参加することもある。一人でひきこもっている場合、治療の過程でアルバイトをはじめることも少なくない。いきなりの正社員は荷が重すぎる人びとにとって、アルバイトは、彼らの社会的行動を支えるうえで重要になってきている。

二〇一二年三月一九日の毎日新聞は、内閣府が、二〇一〇年春の新卒のうち、就職できなかったり、就職してから三年以内に退職したりする人の割合が大学・専門学校生で五二パーセント、高卒で六八パーセント（いずれも中退者をふくむ）にのぼることを発表したことを伝えている。就職戦線のミスマッチや職場環境の劣悪化等によるとの見解を示しているが、はたしてそれだけであろうか。ここでも現代の若者の人格形成の問題を考えなくてはならないような気がしてならない。あまり責任を問われないアルバイトが最近のパーソナリティ障害の治療において果たす役割は大きくなっているのである。アルバイトをはじめると、治療が軌道に乗ってくるのである。

そして、このくらいの段階になると、自分の描いてきた将来の姿が現実的でなかったこと、その由来が例えば母親にあると気づくようになることもある。話を深めていくなかで、父親の人間的な生き方に注目し、同一化する過程がみられることもある。あるいは、その対象が親戚、小グループでの先輩ということもある。これらの人たちとの関係が生まれてくると、社会に対して感じていた怖れが軽くなり、いろいろな社会参加が楽しみになってくるのである。

第八章　強迫性パーソナリティ障害

——感情の切り離し

フロイトが描きだした性格

強迫概念の歴史は古いが、今日的な意味をもった強迫の理論づけを最初におこなったのはS・フロイトである。彼が、ヒステリーと強迫神経症を対比させながら考究し、イド、自我、超自我からなる人格論を構築したことはよく知られている。そのなかで彼は、派手で、みるからに情緒豊かなヒステリー性格とは対照的な、抑制的で情緒に乏しい強迫性格を描きだしたのであった。いまや、几帳面、頑固、堅苦しい、柔軟性に欠ける、杓子定規などが強迫性パーソナリティを表現する修飾語となった。

感情の切り離しという防衛機制

強迫性パーソナリティの臨床的特徴としては、まず、几帳面を挙げることができる。曖《あい》昧《まい》模《も》糊《こ》とした世界を好まない。何事もきちんとしていないと安心できない。雑然としておれば整頓せずにはいられないし、議論百出の会議で司会をしようものなら整理これに努めねばならない。それだけに、分類、リスト、統計表、計画表などを作成することに快感を覚え、それを実行することに満足する。ただ、そうした特性のために状況の変化、突発的な予定の変更にもろいところがある。切り替えがきかず、ときには不安、混乱をきたす。それだけに、定まった仕事はしっかりとやってのけるが、臨機応変な対応が求められる仕事はストレスになりやすい。自由な発想を求められる創造的な仕事には不向きなのである。

これと関連した特徴として完全主義がある。物事を前にして、個々の仕事に重要性の濃淡をつけられず、すべてに注意を均等に払わねばならないため、末節にこだわって作業がなかなか前に進まない、前置きが長すぎて単刀直入に本論に入れないのである。

第二の特徴は、倹約主義が生活全般にわたっていることである。極度の吝嗇家《りんしょくか》に発展していることも少なくない。しかし、円単位にケチケチしながら、万単位には大盤振る舞いするといったちぐはぐさがみられるなど、全体としてみると、必ずしも真の倹約にはなっていないのが一般的である。

節約は時間にもおよぶ。自分一人で過ごす時間だけが大切となっている。娯楽や家族とのゆったりした時間は無駄に映りやすい。さらに、貯め込んだお金だけではなしに、自分の書いた文章や写真、お気に入りの品々に対する執着も強く、取りだしては眺めて想いに耽る姿には独特のものがある。問題は、これらが不要になったときである。彼らは捨てることができないため、部屋はガラクタの山となることもみられる。その一方で、何かのきっかけがあると、これらガラクタすべてが突如として一掃される。

第三の特徴は、人間的触れ合いを避ける傾向である。だからといってスキゾイドや回避性パーソナリティ障害のように社会的関係を断ち切ることはしない。感情の切り離しという独特の防衛機制を使って社会的関係は維持するのである。感情の切り離しとは、たとえば、歌謡曲を聞きながら、歌詞に注意を払うが音調には共鳴しない態度をいう。社会的触れ合いは避けないが、情緒的に触れ合うことはないのである。

第四は、アンビバレンスの心性が顕著だということである。相反する考えや感情を同時に抱え込んだ心理である。好きと嫌い、受容と拒否の心が併存するため、はっきりした態度が取れなくなる。きちんと断れないために、話が前に進まず、みんなを巻き込んだ混乱を招いていることもみられる。

この優柔不断さとは対照的に、衝動的に行動に走ってしまって後悔することもある。何の得にもならないのに癪《しゃく》に障るからといってつい非難してしまった、などがそうである。また、好きと嫌いが交錯する男性に誘われるままに性行為をもったが、その後、自分の身体がひどく汚れた感じがして、何度も風呂に入るようになった女性のように、償い行為をともなうようになる。

第五には、烈しい反抗のかたちに発展しやすい頑固な性格の問題がある。たとえば、これらの人は道徳、倫理、社会の価値観にひどく従順である。それだけなら、普通の社会生活では好い人として通るのだが、その良心が並大抵のものでない。多少とも人の道に外れてはいるが、周囲は許してあげようという雰囲気になっている人物を、決して許さない。こうなると道徳性を超えて頑迷固陋《がんめいころう》となる。

また、周囲に合わせることも不得意である。自分の思いに沿った仕事をやってくれない部下とは一緒に働けない。他人に任せることができないのである。そういう意味では、一緒に仕事をする人間に支配的という印象を与える。

強迫性パーソナリティ

注意すべきは、以上の強迫的特徴そのもの自体は決して病的ではないことである。事実、秩序を大切にし、仕事熱心で、細部にわたって注意を怠らないといった強迫の心性は、人間が社会生活を営むうえで不可欠の要件であり、重要な仕事には欠かせない特性といえる。G・O・ギャバードは、「強迫的であるという特徴は医師として成功するのに重要な要件であり、強迫的な人に典型的な仕事に対する献身性は、医学以外の細部にわたる配慮を求められる仕事においても高い業績をもたらす」(『精神力動的精神医学 3』舘哲朗監訳)と述べている。

問題はこれらが過ぎて、社会生活に支障をきたすほどになったときである。つぎのような強迫性パーソナリティ障害のケースがある。

衝動的に性的行動に走る女子大生

二〇歳の女子大生は、強迫的に手を洗わないと気が済まないという訴えで受診した。厳格な父親と、何かと指図をし、制限を加える母親に育てられた。一五歳のとき腹が鳴ることにこだわりすぎることがきっかけで精神科を受診したが、まもなくすると治まった。ところが、大学に入るとすぐに、強迫的に手を洗い、長風呂に入るなど、不潔恐怖に悩まされるようになった。性格は几帳面で、礼儀正しい印象を与えるが、慇懃《いんぎん》でも執拗なところがある。

入院してしばらくすると、一年前に肩痛のため受診した整形外科医を好きになった思い出を語ると同時に、「中年男性に襲われる不安があって夜トイレに行けない」と訴えるようになった。その後すぐに「先生に抱かれたくなった」と語りはじめた。とはいっても、独り舞台のような発言で、迫真的に迫ってくるという印象はない。次の回には「先生に悪いことをしたので叩いてください」といいだすのであった。こうした感情をともなわない性愛的考えはつづき、面接をつづけることが苦しいと訴えるようになった。そして、ついには、ある中年男性と性的関係をもってしまったと告白する。ここで筆者は、彼女が何かと罪意識をもちやすいことに気づいて、それを指摘していった。すると、幼稚園のころから母親によく叱られていたことを語るようになった。なぜ叱られるのかわからないままに叱られていたという。

外来治療になってしばらくすると、メル友の男性と交際するようになった。母親は、そのことを知って厳しく諌《いさ》めたのであった。治療開始後はじめて、現実の行動を母親が禁止したのである。以来、これまでやりたいことを母親からことごとく禁止され、邪魔されてきたことをつづけて思いだすようになり、しだいに母親に激しい怒りの気持ちを表明するようになった。「叔母に愚痴をいったら母にひどく叱られた。感情ぐらい自由に発散させてほしいという叫びが私にはあるのです」と述べている。さらに、筆者の何気ない発言が彼女を抑制したことで同じく怒りを体験したと語るようになった。これまで決して表現することのなかった感情を体験しはじめたかのような印象であった。

そうした感情の表出とともに、彼女は、生活上の関心の広がりをみせるようになった。それまであまりなかった、友だちとライブに出かけたり、一緒に旅行に行ったり、ゼミでの指導教官や仲間との対話を報告したり、あるいは勉強、就職など、家庭外のいろいろなことに関心を示すようになったのである。感情表出の乏しかった彼女がごく普通の大学生らしい感情を垣間見せるようになったことは印象的であった。

従順と反抗の二重構造

完璧を求め、合理性、論理性を好むパーソナリティはどのようにして形成されるのか。S・フロイトは、トイレット・トレーニングで問題を残した状態であると考えた。口腔粘《こうくうねん》膜《まく》の快感をもつことが目標であった口愛期の幼児も、その後、関心を排泄行為に移すようになる。肛門期の到来である。この段階で、人生ではじめて自らの力で作りだした糞便を溜《た》めこんだり排出したりする排泄行為が母親をも動かす大きな力となることを知るようになる。

大切なことは、ここでトイレット・トレーニング、いわば清潔教育がはじまることである。清潔教育には、排泄行為にともなう身体的快感、貯留か排泄かを自分の意思で決める誇りを奪う危険がある。通常は、母子間での情緒的触れ合いを基盤に、教育をする母親の要求と一体化して排便行為をしたとしても、自分で達成できたと実感できるものであるが、母親の要求を受け入れる準備ができていない段階で、早過ぎる清潔教育がなされると、幼児は、権力闘争で母親に組み敷かれた気持ちになって、並はずれた行儀のよさ、几帳面さ、従順さをもった子になるという。ここで留意すべきは、従順な態度のすぐ下に反抗の心が隠れていることである。それだけに、組み敷いた母親に絶えず看視され、コントロールされているという感覚をもった人格が形成されるようになる。

内に烈しい攻撃性を秘めながら、表面はそれとは正反対の従順な態度をとる防衛様式は反動形成と呼ばれる。低姿勢で丁寧な態度をとりながら、そのじつ、はなはだ無礼な結果に終わる慇懃無礼はその代表的表現である。感情の切り離しとともに、肛門性格（強迫性格）の代表的な防衛機制で、従順と反抗の二重構造をもった性格を作りだすことになる。

ただ、こういったケースでは、何も肛門期にかぎらず、その後の発達段階においても同じく、この種の親子関係がつづいている。母子関係では、罪悪感を惹き起こすような口調での会話が日常化し、スケジュール通りに食事をさせ、時間通りに昼寝をさせ、自発的な行動を許さない、といった過干渉気味な母親の姿が子どものなかに形成されている。そのため、その後の人生で、重要な人物とのあいだで同じようなイメージを描きやすく、ともすれば懲罰を受けるかのような気持ちになりやすい。

強迫スペクトラムの病態

右の臨床像は、主に二〇世紀前半の文化を背景に形成されたものである。ところが、道徳観、規範意識が稀薄となり、本能活動が解放され、自己主張という名の反抗も受け入れられやすくなった現代社会においては、こうした臨床像が必ずしも保たれているとは言い難い。

そういう目で臨床場面をみていると、たしかに道徳主義的で、抑圧的な堅物とみえる人格像は影をひそめ、強迫性格を基盤にしながらも、過食・拒食、アルコール乱用、薬物依存、ギャンブル依存といった衝動コントロールに問題を呈するケースが多くなった。あるいは、日常生活で怒りをみせることがなかった強迫者が、烈しい怒りを突出させては家庭内に混乱をきたすこともある。治療していると、家庭内のやり取りで末節にこだわり過ぎて混乱をきたした末の衝動突出であることがわかってくる。

その他、節約主義の逆の浪費癖、整理整頓主義とは逆に片づけることができない、作業をかえって混乱させる脱線行為といった行動障害を呈するケースもある。末節にこだわり過ぎてまとまりを欠いた末の行跡であることが多い。

これらは、最近、「強迫スペクトラムの病態」と呼ばれるようになった。一見しただけでは、強迫性パーソナリティとは判断しにくく、別の診断がついていることが少なくない。

心理的葛藤の反映

四八歳の主婦は、怒りの炸裂、自傷、抑うつ、イライラを訴えて来院した。彼女には二〇歳になる娘がいる。帰路につくたび乗る電車をメールで連絡させ、やるべき家事をキチンと守らせていた娘が、いうことを聞かなくなったのが発病のきっかけらしい。娘を大声で罵倒すると、娘も負けじとばかりに大声で反撃する、すると夫まで加わって家庭内が騒乱状態になる。そのなかで、女性は烈しく怒りだし、刃物を持ちだして手首を自傷するという。娘は〝できちゃった結婚〟という因縁の子で、私は悪辣な手段で夫を支配している罪人であると彼女はいう。

彼女は、小学生のころ、母親にいわれるままにピアノだけを相手に生きてきた。スポーツをやりたいというと「怪我したらどうするの」といって阻まれた。高校に入って成績はトップ・クラスであったのに、やりたいことをことごとく阻まれてイヤ気がさすうちガタ落ちしてしまった経緯がある。夫との結婚もまた猛反対を受けた末の仕儀であった。

彼女が自分の娘と形成している関係は、かつての自分と母親との関係の反復であることはたしかであろう。そして、従順と反抗、強い罪意識が家族内力学の主題になっているが、これは彼女の内面の心理的葛藤の反映であることはまちがいない。まさに、強迫者の心理である。しかし、日常生活はまとまりに欠け、確認強迫などの症状形成もみられない。現代型の強迫性パーソナリティ障害の特徴といってよいだろう。

真の感情体験を表明するまで

それでは、強迫性パーソナリティ障害の人に対し、いかに接するべきか。

まず、治療者は、思いやりのある優しい人物像を患者に伝えられるよう心がけねばならない。こういった患者は、献身的であるが、何かと押しつけがましく、善悪による判断を下しやすい、というかつての親イメージを、治療者に投影しやすい。それだけに、眼前の治療者が、その親イメージとは違って、中立的で、無理強いをしない人間であると知ることは、患者の内的世界に変化をもたらす契機となるのである。

ついで、強迫性パーソナリティ障害の人が、悪い自己イメージや強い罪意識をもっていて、ともすれば懲罰に値する行動に走りやすいことを周囲は心しておきたい。先に紹介した、中年男性と性関係に走った女子大生、家族全体に責められて混乱の極みを作りだしている主婦は、そのよい例である。そうした罪意識を患者自身に自覚させることもまた重要な導きとなる。

その一方で、強迫性パーソナリティ障害の人が感情をひどく抑えていることもまた心に留めておく必要がある。治療者に対する態度だけではなく、生活そのものが情緒を欠いたものとなっている。ある思い出のなかで「そんな扱いをされたのでは腹も立ったでしょうね」と訊いても、「それはありません、母には母の事情がありますから」と否定する。ただ、こんなとき治療者が深入りしては逆効果である。それ以上の追及をしても、口論になるだけである。得るものがないばかりか、治療者の方が感情的になって状況を混乱させることにもなる。患者に否定されたからといって、あきらめないで、つぎの機会を待ち、感情への関心を誘うように心がける。衝動的に性関係をもった女子大生の例のように、患者の罪意識の起源が母親の罵倒、叱責、禁止にあることを自覚して、これまで奥に埋もれていた母親への怒りの感情を口にするようになったら、治療はかなり進んだとみてよい。いずれにしても、真の感情体験を表明するまでには相当の時間を必要とする。そして、強迫性パーソナリティ障害の人が悔しかった、悲しかった、嬉しかったといった感情を治療者などと分かち合うようになるまでには、どうしてもちぐはぐなやりとりがくりかえされることも事実である。

第三は、煙幕を張るがごとく、とりとめのない話を延々として、なかなか本論にはいれない場面への対応がある。たとえば、ある女性患者は治療のために家を出るのにいろいろ苦労したようであった。訪ねてきてまず、「私はまたアルバイトを引き受けてしまった」と報告した。「なぜなら世話をする友だちが社会復帰の足しになるんじゃないかと勧めるものですから、断るに断れないのです。その友だちとは永いつきあいで、時々やってきて料理までしてくれるのです、母もその友だちを頼りにして……母は中学のころから何かと私に押しつけていた……」と延々とつづくのである。そこで治療者が「今日もやってくるのにずいぶんと苦労したようですね」と焦点を絞ると、「そうなんです、友だち、お母さん、そして自分の考えをどう折り合いをつけたらいいのか、わからなくなってしまうのです」と述べている。強迫性パーソナリティ障害の患者に対しては、このようなまとめ方をしてやると、ずいぶんと落ち着いてくるものである。末節にこだわって本論に入りにくいことを実感させ、本論への向き合い方を経験させるのである。

また、友だちに会いに行くか、アルバイトに行くかずいぶんと迷ったけれど、アルバイトに行くことにしました、という患者に、「次回はともかく、その場で、ひとまずひとつに決めたことは大事ですね」と返すと、彼女は「ひとつに決めたことはよかったなどと、いってくれた人は誰もいなかった、みんな、私を批判するばかりで」と感情的になった後、ずいぶん落ち着いたと報告した。末節にこだわって話が前に進まないことへの支援である。

新しい世界が拓かれる瞬間

最後のポイントとして、治療がある程度進み、抑えられていた感情が解放されるようになって出現する強迫的な自己破壊的行動がある。治療を受けていないケースでも、加齢で生活感覚が変わって出現することもある。それまでの抑圧・反動形成を中心にした防衛体制に緩みが生じて、アンビバレンスが表面に出てくる状況である。一般に、怒りの発作、衝動的な性愛的行動、過食、薬物ないしはアルコール依存などがみられる。このような状況にどう対応するか。

まず、これまでとは違った生活感覚になっていることへの内省があって、多少ともセルフコントロールの意図が感じられるケースでは、行動の善悪の判断によるのではなく、内的な心の動きを分析し、事態を乗り越えるのを援助していく方が患者には幸せをもたらすだろう。過食を例にとると、食べたい欲求と食べたくない欲求という、いわば二つの心のはざまで苦しんでいることに気づくよう援助する態度である。患者のなかにあるのは過食衝動だけではないことをいかに認識させていくかである。

このような対応をしていると、しだいに、自分が周囲に振り回されるばかりで、いかに自分を見失っていたかを知るようになる。心が外に向かってくるのである。これまでにない新しい世界が拓かれる瞬間である。

第九章　演技性パーソナリティ障害

——他の注目を惹こうとする心理

ヒステリーの心理構造を照らしたフロイト

演技性（histrionic）は、DSM-Ⅲ作成の折に、ヒステリー（hysteria）に代わって採用された用語である。ヒステリーとはギリシャ語で子宮を意味する。当時の医師たちが、女性の情緒不安定をみて、子宮が体内を駆け巡っているせいだと考えたことから、精神医学的病名となったとされる。それだけに、ヒステリーは、歴史的に女性の特別な病気という、半ば女性蔑視の差別用語的なニュアンスをもつまでになっていた。それを受けて、DSM委員会は「演技性」という、より中立的な呼称を選んだのであった。

長い歴史のなかで、ヒステリーが精神科医の注目を浴びてきたことはよく知られているが、その心理的構造を現代的な光で照らしだしたのはS・フロイト（一八九五年）である。一九世紀末に、先行していたJ・M・シャルコーをはじめとしたフランスの精神科医たちの研究に触発されて、彼はヒステリー症状の背後には特有の無意識的力が働いていることを発見した。ただこのとき、彼のいうヒステリーとは、ヒステリー症状（転換性、解離性）を指していたに過ぎなかったが、臨床経験を積み重ねるなかで、彼の無意識理論は人格のありようにまでおよぶようになった。ヒステリー性格、現在の演技性パーソナリティ障害の誕生である。それだけに、臨床的特徴はその後の精神分析的研究のなかで描かれていった。

他の注目を惹こうとする意図と「空っぽさ」

演技性パーソナリティ障害は、感情表現が大げさで、わずかのことで大騒ぎをするが、いかにも芝居じみているというのが基本的特徴である。派手な服装を好み、露出的な出で立ちをし、あるいは、他の目を惹くような分不相応な贅沢をし、話は空想的で、ウソ交じりの話をする。時に、空想性虚言症と呼ばれる状態にまで発展することがある。そして、暗示性が高くて、社会の流行の影響を受け、体調も気分も他からの暗示でよくなったり悪くなったりする。男女関係ではいかにも色っぽい態度をみせて魅惑的な印象を与える。また対人関係では、要求がましく依存してくるという特徴も見逃せない。

こうした仰々しい立ち居振る舞い、派手な服装の背後にあるのが「他の注目を惹こうとする意識的・無意識的な意図」である。演技性の人の基本的心理といわれている。

何ゆえにこのような行動を取るのかについて、これまでの臨床経験では、行動の背後に「心内の空っぽ感」があるからだとする。「空っぽさ」というのは、本当の自分の姿を心の奥深く隠してしまっていることに由来する感覚である。換言すれば、自分の真の姿に向き合うことができずにいるということになる。そうした心内の事情は、内的な自分を感じ取り、あるいは観察することができないと同時に、周囲の状況に立ち向かうこともできなくしている。本病態でよく引き合いに出されるD・シャピロの「印象主義的認知スタイル」というとらえ方は、こういった事情をよく説明している。たとえば、観劇の後にその印象を訊くと、「最高でした」、「素晴らしかった」という最上級の賛辞が返ってくるが、具体性がないのである。その発言が必ずしも内面的な感動体験にもとづいているとか、具体的なシーンに心を動かされたといったものではなく、自らの空虚さ（空っぽさ）を補うための賛辞にしか過ぎない。演技性の人の大仰な感情表現には「浅薄さ」がつきまとうといわれるのは、この内面的な現実に由来している。

それでは、奥深く隠された自分とは何を指すのか。フロイトは性的欲求であると考えた。ヒステリー性欲説である。彼は、催眠を通じて、ヒステリー患者の心の奥深く抑圧されていた性的欲求を自覚させ、受け入れさせると、ヒステリー症状、さらにヒステリー性格は治ると考えた。このことは、ヒステリー性格の第二の特徴である異性問題を浮かび上がらせる。演技性の人は、何かと異性問題を惹き起こしてはトラブルの渦中に身を置きやすいのである。ことに、あってはならない既婚の上司、治療者その他の男性とのあいだで性的な関係に陥りやすい。

演技性パーソナリティ

周囲の注目を浴びることを基本的心性とする演技性パーソナリティは、一般社会での活躍を支える武器となることも忘れてはならない。ある女性は、周囲の注目を惹きたくて、一生懸命に勉強してよい成績を上げ、一流の企業に入って活躍することが人生の目標となっていたと述懐した。さらに、歌手や俳優など芸能界で活躍する人たちもまた格好の例である。演技性や派手さは、芸能界で生きていくための必須の要件であることは想像に難くない。また、接客を中心にしたサービス業もまた、この種の人たちが住みやすい世界となっている。ただ、この種の女性たちが、女同士の関係よりも男性とのつきあいの方が安心すると異口同音に述べることは、注目に値する。

このパーソナリティに揺らぎが生じると、以下のようなパーソナリティ障害のケースが生まれることになる。

男女問題にはまりこむ女性

ここに、二八歳の独身女性がいる。上司との不倫がばれて、奥さんをうつ病にしてしまった。加えて、それが職場で明るみに出て、会社に行くに行けなくなり、数日休んでいる。そのなかで烈しい吐き気と食欲不振に悩まされ、抑うつ的で眠れない、酒量も増え、たばこの数も増えた。こういう訴えで来院した。

上司とは二年あまりの交際であるが、これまで何度となく上司からも彼女からも別れ話が出ている。しかし、なかなか手が切れない。彼女には、最近、新しい独身の恋人ができて、上司にも会ってもらったが、別れ話は進まない。上司は、奥さんをうつ病にして、自分はさっさと逃げるのか、という責め方をする。彼女を殴ることもある。だからといって、しばらくすると何事もなかったかのような態度で接してくる。上司と別れられないことが苦しい。

父親は、仕事に熱心であるが、昔から男女問題を起こしやすく、夫婦喧嘩が絶えなかった。現在も、家を出て女性と同棲中である。母親はしっかり者で保険の外交員をやるなど社交的な性格である。そんな成育環境にあっても、彼女は小中学校では友だちにたいへん好かれ、憧れの的であった。母親には、あまり高慢にならないようによく諭された。高校に入ると、部活、ボーイフレンドと、何かと忙しかった。高校を卒業するとすぐに、現在の会社に就職した。仕事の面で問題が生じたことはないが、いつも複数の男性とのつきあいがあって、トラブルになりやすかった。妹と弟は就職して独り立ちしているが、妹は出会い系サイトで仕事をしている。

周囲の注目を浴びると元気が出る心性

中学時代は憧れの的で、高校時代は忙しく周囲の注目を惹いていたという彼女だが、かつてのヒステリー性格につきまとう演技的行動、派手な服装、露出症的な出で立ちはない。他のケースをみていても、せいぜい活動的で気が利いている程度の自己像が報告されることが多くなった。おそらく、現代の社会においては、個性とか自己主張という名のもとにめだった服装や奇抜な行動が一般化したことと関係していると思われる。さらに、性の解放が進み、不倫が日常化するなか、ヒステリー的な男女問題もまためだたなくなった。少なくとも、不倫の話を聞いても、精神科医の心に響く衝撃はずっと少なくなった。そのためか、精神科臨床で「演技性パーソナリティ障害」と診断されることは少なくなったかの印象がある。

しかし、周囲の注目を浴びると元気が出る心性、特有のメカニズムをもった男女問題にはまって身動きができなくなる心性は、変わることなく健在である。ある女子大生は、中高時代、おしゃれな雰囲気と社交性で人気者であった。しかし、挑戦した有名大学の受験に失敗してしまい、滑り止めで入った現在の大学では、狙った大学で光り輝いているはずの自分を想像すると惨めになって仕方ないという。そして、そんな気持ちで過ごしていた矢先に失恋してしまった。それを契機に過食症に陥った。以来、摂食障害の治療を受けてきたのであった。しかし、演技性パーソナリティ障害の診断のもとに、周囲の注意を惹く行動を取る傾向を自覚すると、過食症状はたちどころに消失してしまった。診断そのものが有効に働いたのである。

治療を進めていくと、子どものころから父親の男女問題が絶えず、家庭内緊張のなかで過ごしてきたことが話題となり、また過食の症状が出るようになった。

ただ、演技性パーソナリティ障害が、成育史上、親子関係のありようによって生みだされるとしても、過敏で情緒反応性が高く、社交好きといった遺伝的な素質を見逃すことはできない。いわば、時代は変わっても、演技性の素質をもった人たちが変わることなく存在していることは忘れるべきではないだろう。

エディプス期の葛藤、口愛期の葛藤

演技性の病理はどのようにして生じるのか。それこそが、フロイトが取り組んだ第二の仕事であった。この端緒は、「エディプス・コンプレックス」(一八九七年)の発見にさかのぼる。この概念は、異性の親に恋慕し、同性の親を敵視する幻想の世界である。これは、人生ではじめて「性」を意識するようになったころの子どもが必ず潜り抜けなければならない幻想であり、それに失敗すると、エディプス葛藤を未解決のまま残し、その後の人生に影を落とすと考えられた。フロイトによると、これがヒステリーの基本的葛藤である。いわば、ヒステリーはエディプス葛藤、つまり異性問題に病む人間の姿である。子どものエディプス葛藤の克服を難しくするのは、両親のいずれかが不倫その他の異性問題を抱えている家庭内状況であることはよく知られている。

父親をめぐって、母親と争いを起こした女の子が、それを解決できていないが故に母親の懲罰不安、つまり、罪悪感を心内に残したままに成長することになる。そして、これが、成人して恋心を懐《いだ》いたときに言い知れぬ罪悪感として頭をもたげてくるというのである。この罪悪感に対するもっとも有効な防衛手段が、現実に悪いことをして自分を悪い人間に仕立てることだとフロイトは考えた。いわば、こうした罪悪感に悩まされはじめると、ヒステリー患者は、例えば自ら不倫の罪を犯して、やはり私は罪深い人間だと確認して、幼児期からの罪悪感から抜けだすことができるというのである。その代わり、社会的な非難、制裁を受けることになるが、わけのわからない、言い知れぬ罪よりもよほど楽であるとフロイトは考えた。これこそが、フロイトが好んで用いた無意識的罪悪感と呼んだものである。

ヒステリーのエディプス葛藤説に対して異論を唱えたのがJ・マーモア（一九五六年）である。彼は、こういった患者には口愛期の葛藤もまた重要な役割を演じていると反論した。その後、臨床経験を積むにしたがって、精神分析は、ヒステリーを、口愛期とエディプス期の問題が同時に絡んだ状態と考えるようになった。いわば、父親をめぐる母子間での争奪戦のしこりもさることながら、母親の愛情を得ることができずに父親にその代理を求めた女の子という姿が浮かび上がってくるのである。その一方で、ここには妻に不満をもった父親がいることも忘れてはならない。つまり、妻に満足できない父親と、母親に愛情を感じることのできない娘とが結びつく関係である。ここに口愛期葛藤とエディプス期葛藤を同時に解決した親子関係の様子が浮かび上がってくる。こういった場合の父親が婚外の女性関係をもちやすいことはよく知られている。

男性のヒステリー

もうひとつ話題になりやすいのが、男性にも演技性パーソナリティ障害があるのかという問題である。

三八歳の男性は、意識消失とけいれん発作を主訴に来院した。これというきっかけがあったわけではないが、職場の同僚に誘われるままに呑みに行ったら、しばらくして舌が回らなくなり、顔面が引きつって、頭の血管が切れたような感覚に襲われたという。そうしたら、四肢が痺《しび》れてきて両手・両足が硬くなり、全身が硬直してしまった。そのうち、意識まで失った。何でこうなったのかよくわからないが、仕事より女性問題の方が大きいような気がすると自ら分析してみせる。

そもそも、女性関係は高校生のころから派手であった。同時に複数とつきあうこともしばしばで、女性に困ったことはない。そうした人生のなかで、六年ほど前から一緒に暮らしている女性がいる。五歳ほど年長で、仕事はできるし、尊敬できる人である。一時、結婚を考えたこともあるが、価値観が違うし、趣味が合わない。旅行しても、行きたい場所、買いたいものがまるで反対なために、結婚に踏み切れないままに今日を迎えた。最近になって、別れることができないものか、切りだす機会をうかがっているが、彼女の四三歳という年齢、彼女の両親と自分の関係を考えると抜けるに抜けられなくなっている。そのことで、毎日をどうしようもない気持ちで過ごしている。

性格は、高校時代から目立ちたがり屋で、生徒会長などを率先してつとめるなど、何事もうまくこなす方である。プライドが高いわけでも、何か野心があるわけでもない。むしろ、周囲が自分に注目してくれるのが元気の素《もと》である。

男性にヒステリー（演技性パーソナリティ障害）という病気があるかどうかの問題は、古くから女性性との関連で論じられてきた。しかし、男性例も決して少なくないという報告が増すにつれて、その存在が認められるようになった。このケースはそのよい例である。

発症のメカニズムについては、女性例と同じく、母親の愛情に満足できない男の子が父親にその代理を求めて父親と結びつくことによって特有の対象関係を発展させるという考え方が一般に認められている。その結果、男性的な父親に従う母親に同一化するか、父親に同一化するかによって、受身的で女性的なタイプになるか、男性的なタイプになるかのいずれかであるとされている。いずれにしても男女問題を抱え込むことになる。

しかし、こうした男女問題に加えて、男性の演技性パーソナリティ障害の大半に、虚言症や詐欺まがいの反社会的行動がみられやすいことが指摘されている。東日本大震災のなかでニセ医師になりすました男性が支援活動をしていて問題になったことがあったが、彼もこの範疇の人物ではないかと考えている。補助金その他を目的とした詐欺行為であるかのような報道があるが、被災者に貢献する「正義の士」を演じる自己イメージは本人にはたまらなく魅力的なことではなかったかと想像される。そうでないと、なぜ、簡単にばれるニセ医者なのか、なぜ、事件が発覚してすぐに自ら姿を現したのかの説明がつかない。詐欺行為ほどの狡猾《こうかつ》さはないように感じている。

さらには、虚言症や詐欺まがいの人生のなかで、アルコール、薬物依存へ発展させるケースもある。虚言的な人生がしだいに破綻への道を突き進むのである。

いずれにしても、これらのケースは、自己愛性、あるいは反社会性パーソナリティ障害と診断されることが少なくない。しかし、他者に対して温かく、相互のかかわり合いをもてるということは、自己愛性や反社会性の障害とは異なる。自己愛性の人のずる賢さ、反社会性の人のもつ破壊性はみられないのである。

派手な言動の背後

演技性パーソナリティ障害の人を支援するときに知っておきたいのは、派手な言動や大げさな感情表現の背後に、「自分がこと細やかに話さなくても治療者はわかってくれている」という思いがあることである。この姿勢は自らの内奥には触れないままにしておこうとする防衛体制と関連している。したがって、治療をはじめるときは、まず、ここに狙いをつけることになる。

観劇後の感想の「素晴らしかった」には演劇のどんなところがそんな感激をもたらしたかを問い、友だちとの出逢いで「とても悲しい想いをした」という報告には具体的に何がそんな悲しみをもたらしたかを尋ねる。注意を要するのは、それが患者の演技性を剝《は》がそうとする態度にならないことである。真摯に患者を理解しようとする態度が大事である。治療者がこうした態度を維持していると、患者は、いろいろな感情が現実的な事柄と結びついて生じていることを知るようになる。しかし、感情を現実的な出来事と結びつけて体験することは患者にとって小さくない負担であることもまた知っておきたい。

転移操作というアプローチ

その過程で、患者はつぎなる行動に出るのが一般的である。治療者の個人的なことをいろいろと訊き、さまざまなことを分かち合おうとする。このとき、治療者は、これが自らの内面の旅に踏みだすことを避けようとする態度であることを知っておく必要がある。

こうした状況で治療者に求められるのは「中立性」と呼ばれる態度である。フロイトがヒステリー患者の治療から導きだした治療者のあるべき姿であるが、今や、精神科臨床一般で求められる態度となった。中立性とは、患者に人間的な関心をもちながらも、個人的な便宜を図ったり、助言を与えたり、あるいは同情を示したりしない態度である。そうした治療者の態度に接することによって、時間はかかるが、患者はしだいに自らの内面の思考、感情、欲求、願望に立ち向かうことができるようになる。

その間にはさまざまなことが起こってくることも知っておきたい。特に、治療者のことを知りたがる心理の延長線上に「転移性恋愛」という現象が浮上してくることである。転移性恋愛とは、女性患者が男性治療者に恋愛感情をもつようになることである。ほのかな恋慕の情の程度から、はっきりした恋愛感情を懐く性愛性転移にいたるまで、さまざまあるが、演技性の人格の根幹ともいえる異性問題が表面化してきたものといえる。かつて子ども時代に父親に向けていた感情が目の前の治療者に移し替えられたものという意味で、転移性と呼ばれている。

つぎに重要なのが行動化と呼ばれる現象である。治療者が与えてくれない心理的満足を治療外に求める現象のことをいう。こういった患者が内面に向き合って自分を知ることよりも治療者との関係のなかに心理的満足を求めようとすることは先に述べたとおりであるが、中立性を保持する治療者に不満が高じて、治療外の第三者に治療者の代わりを求める現象である。何かと同情してくれる人物に惹かれたり、転移性恋愛の満足を求めて第三者とのあいだで恋愛関係に陥ったりする。状況によっては、不満のはけ口として万引きその他の刑法に触れる問題行動や家庭その他での社会的問題にまで発展することもある。これらは、治療の進展を妨げる出来事として注意すべき現象である。

ともあれ、治療者への急迫、転移性恋愛、行動化は、演技性パーソナリティ障害の治療では不可避ともいえる。治療者はこれらにどのように対応していくか。先に述べたように中立性の保持が重要なことは論じるまでもないが、中立性だけでこれらの問題を解決できないこともたしかである。

治療者がなすべきは、患者自身が内面に向き合い、自らの感情を自らのものとして受け入れる能力を育みつつ、「転移操作」と呼ばれる治療的アプローチをおこなうことである。転移操作とは、患者が現在の治療者ないしは第三者に向ける感情、ことに恋愛感情が子ども時代の体験に由来することを指摘し、そうした子ども時代の感情体験がいかに現在の心を制約しているかを洞察できるように援助することをいう。すると、現在の成人した人格の感覚で恋愛をはじめとした種々の社会的関係を発展させることができるようになってくる。

第一〇章　パーソナリティ障害全体を見回す

精神病質という概念

ＤＳＭのパーソナリティ障害は、近似の状態を一括《くく》りにして、並列させて、各類型を論じるというかたちになっている。しかし、各類型の出自を歴史的にみると必ずしも一様ではなく、横一線に並べれば済むというものではない。社会生活、あるいは臨床現場で、パーソナリティ障害の患者に向き合うとき、どうしても人格構造という視点を念頭に置いておかないと、きちんとした対応ができないのである。

そこで、パーソナリティ障害の歴史をひもときつつ、構造的特徴をあきらかにしておきたい。

精神疾患ではないが、あきらかに通常の人間とは異なる一群の人たちがいることはずいぶん前から気づかれていたようである。通常の成人が遵守している社会的取り決め（道徳観、規範意識、法律）を踏みにじる人たち、妄想なきマニー（Ｈ・グロースによる犯罪心理のタイプ）、背徳症候群、道徳病などと呼ばれていた人たちである。

一九世紀も終わりになると、Ｅ・クレペリンは、精神疾患のかたちをあきらかにしていく過程で、これらの人たちに新たに「精神病質的人格」という呼称を準備した。これが今日のパーソナリティ障害という概念の出発点である。彼は、これらを精神病と健常の中間領域を構成する病態と考えた。精神病質中間概念と呼ばれる。

クレペリンについで、この領域で功績のあったのがK・シュナイダー（一九二三年）である。彼は、より洗練された心理学的な人格類型論を打ち立てようとして、「その人格の異常性のために自ら悩むか、またはその異常性のために社会が悩むような異常性格者」と定義し、一〇の類型を提示した（序章）。そして、これらを同じく「精神病質」と呼んだ。その考え方、描写の仕方が臨床現場の感覚によくマッチしたこともあって、彼の精神病質類型は精神科医のあいだに広く浸透することになった。彼は、これらの類型に属する人たちを「精神疾患とは何の関係もない、平均から逸脱した変異である」と考えた。

問題は、彼の精神病質論が精神医学のなかでどのような役割を果たしたかである。必ずしも精神医学を発展させる役割を担ったわけではなかった。臨床現場では、トラブルが起きてそれが精神病質を基にしたものであると判断されれば即座に精神医療から排除されたし、職場で困った問題行動が起きたとき精神病質と見立てられると即座に解雇されるという事態をもたらした。さらにまた、精神病者による犯罪かどうかの判断が難しい刑事事件の司法鑑定においては、彼の精神病質論が果たした役割には大きなものがあった。鑑定人の頭にはいつもシュナイダーの類型論があって、異常人格の診断の根拠とされた。そこで精神病質者とされれば、情状酌量の余地のない生来性の人格異常をもった人物という評定がなされたのである。いわば、弱者切り捨て的な、あるいは差別的判断のための道具として使用されたのであった。精神医学にあっては、パーソナリティ障害は治療可塑性《かそせい》のない困った存在という、いかにも座り心地の悪い位置しか与えられなかったのである。

クレッチマーの病前性格論

その一方で、これとは別に精神疾患と関連するパーソナリティという考え方があった。E・クレッチマーが著した『体格と性格』（一九二一年）にみられる精神病の病前性格論がそうである。彼は当時三大精神病といわれた躁うつ病、統合失調症、てんかんについて、患者の体格、病前性格、家系に認められる性格傾向をつぶさに検討し、循環気質（サイクロイド cycloid）、統合失調気質（スキゾイド schizoid）、類てんかん気質（エピレプトイド epileptoid）という概念を提唱した。そして、それぞれ躁うつ病、統合失調症、てんかんの病前性格として抽出し、それらを同じく精神病質と呼んだのであった。この考え方は、精神病とは何の関連もないとしたシュナイダーとは基本的に異なる立場であるが、彼の精神病質論が精神病と関連したものであっただけに、その後のパーソナリティ障害論に与えた影響もまた看過できない。

その詳細は、類型論（序章）のなかで論じたとおりである。ただ、てんかんは、その後、脳器質性疾患であることが判明したため、エピレプトイドは現代精神医学から姿を消すことになった。

さらにまた、クレッチマーが、妄想状態に陥りやすい人格として敏感性格なる概念を提唱したことも見過ごすことはできない。妄想性パーソナリティ障害の先駆となった。

精神分析が提唱した性格

クレペリン、シュナイダー、クレッチマーらとは別に、精神分析が発展させた神経症概念にも注目すべきである。精神発達のある段階で障害（固着）が生じると、その結果として特有の人格が形成されるとして、口愛性格、肛門性格、ヒステリー性格という概念が提唱された。これらもまた、今日のパーソナリティ障害論に大きく寄与することになった。

まず、口愛性格とは、幼児のように母親に完全に保護され、養育される状況を求める心性が残った性格、いわば依存性を中核的心理とする性格である。したがって、対象に護られているときは自信があって活動的になるが、対象のいないところではすべてを失ったかのように無気力で悲観的になるという特徴をもっている。主体的な自己を確立できないでいる性格である。この性格は、依存性を中核とするパーソナリティ障害と関連する。クレッチマーのサイクロイド（循環気質）を精神分析的立場から描いたものということができる。

ついで、肛門性格は、別名、強迫性格といわれるほどに、強迫神経症を下支えしている性格として描かれた。S・フロイトは、頑固、几帳面、節約を基本的な特性として挙げた。これらの特性に特徴的なのは、頑固にみえながらひどく従順であり、几帳面さの裏にだらしなさを秘め、節約の背後に浪費癖が隠れているといった二面性である。この二面性は、排便（きちんと処理する）と保持（溜めおく）という二つの意思が絡んでいるとされる。

第三は、エディプス・コンプレックスをめぐる葛藤を基底にしたヒステリー性格である。派手で、大袈裟《おおげさ》、芝居がかっているといった態度や振る舞いを特徴とするが、背後には性的同一性（女性性、男性性）をめぐる葛藤を主題とし、ともすれば男女問題を惹き起こしやすい性格であるとされた。

日本での臨床例が多い森田神経質

肛門性格（強迫性格）やヒステリー性格と並んで、現代パーソナリティ障害を論じる際に重要なのが森田神経質である。主に、我が国で臨床経験が積まれ、検証された概念である。そもそも、神経質とは、何らかの症状に対する「こだわり」を特徴とする神経症（対人恐怖症など）であるとされたが、内向的で繊細、完全主義的、他者が自分をどう評価するかに過敏で、非常に配慮的という性向としてとらえられるようになった。そうなると、ひとつの性格傾向といわねばならない。森田療法の専門家は「強迫性格」という呼び方をするが、精神分析でいう強迫性格とは異質のものである。DSM診断体系での社会恐怖（社交不安障害）、回避性パーソナリティ障害とつながる概念である。

境界例の提唱

旧来の精神医学には、クレペリンの精神病と神経症とを対置させる考え方にのっとって、歴史的に、人格のありようを、外界との現実的なかかわりが可能な神経症水準の人格（健康な成人の人格）か、現実性を欠いた主観的世界を形成する精神病水準の人格に分ける考え方がしっかりと根づいた歴史があった。ところが、二〇世紀も後半になると、二つの境界領域の人格もあるのではないかという考えが浮上した。

ことは一九三〇年代に登場した「境界例」という概念にさかのぼる。境界例とは、神経症症状を訴えて熱心に治療を求めてくるが、治療関係ができると決まって烈しい行動化や一過性の精神病性症状を呈して状況を混乱させる一群のケースである。二分法が行きわたっていた当時は、「神経症の仮面を被った精神病である」という考え方が支配的であったが、一九六〇年代にもなると、幼児期の同一性形成に問題を残すケースではないかという考え方が支配的になった。E・H・エリクソン、E・ジェイコブソンといった人たちは、これを「同一性障害」と呼んだ。神経症水準の人格とくらべて、はるかに深刻であるが、精神病ほどの重篤さ（非現実さ）のない人格として位置づけた。その延長線上で、O・F・カンバーグは、一九六八年、この同一性障害に英国の対象関係論のなかで発展した「未熟な防衛体制」という考えをからませて「境界性パーソナリティ構造」という概念を提唱した。みるからに年齢相応の生活を送っているが、些細な社会的ストレスでバランスを崩し、半端ではない幼児的な退行（過食、自傷行為、過量服薬、家庭内暴力など）を起こす人たちとして描いたのである。この概念の提唱の影響はことのほか大きく、精神医学のなかに「境界性パーソナリティ障害」という考え方を導入させるまでになった。

自己愛性パーソナリティ障害の登場

ここで見逃すことのできないのが、H・コフートが提唱した「自己愛性パーソナリティ障害」（一九七一年）という概念である。彼は、境界性パーソナリティ構造と同じく一過性の精神病状態をみせるものの、境界性のケースよりも「自己感覚」（同一性）がしっかりした一群の患者がいることを治療例でもって示した。これらのケースは、通常の臨床場面で認められるほどの個性的な臨床像をもっているわけではないが、精神分析的治療を進めていくと、決まって特有の「誇大自己」を露わにするということを示したのである。彼は、それを、同一性の障害というより、健康な自己愛の発達が阻害されることによると考え提唱したもので、新しいパーソナリティ障害として注目を浴びることになった。

三つの水準のパーソナリティ構造

ともあれ、私たちは、こうして歴史的に三つの水準のパーソナリティ構造を得たことになる。まず、精神病性要因がからむスキゾイド、サイクロイド（口愛性格）、妄想性のもの、ついで、父親の価値観が心内に組み込まれて人格の一部（超自我）を形成した神経症水準の人格がある。肛門性格、ヒステリー性格、森田神経質がこの範疇に入る。そして、第三が両者の中間に位置する境界水準の人格である。境界性ないしは自己愛性パーソナリティ障害がこれに入るだろう。

この三つの水準のパーソナリティ構造を図式化したのが次ページの図1である。わかりやすくするために、境界水準のパーソナリティから説明することにする。このパーソナリティ構造の特徴は二者関係的なところにある。父親の価値観を心内に組み入れて人格の一部とした超自我が未完成である。それだけに、母子関係が前面に出やすい。「はじめに」で触れた、上司にきつく注意されてうつ病になった例がそうである。ここで、

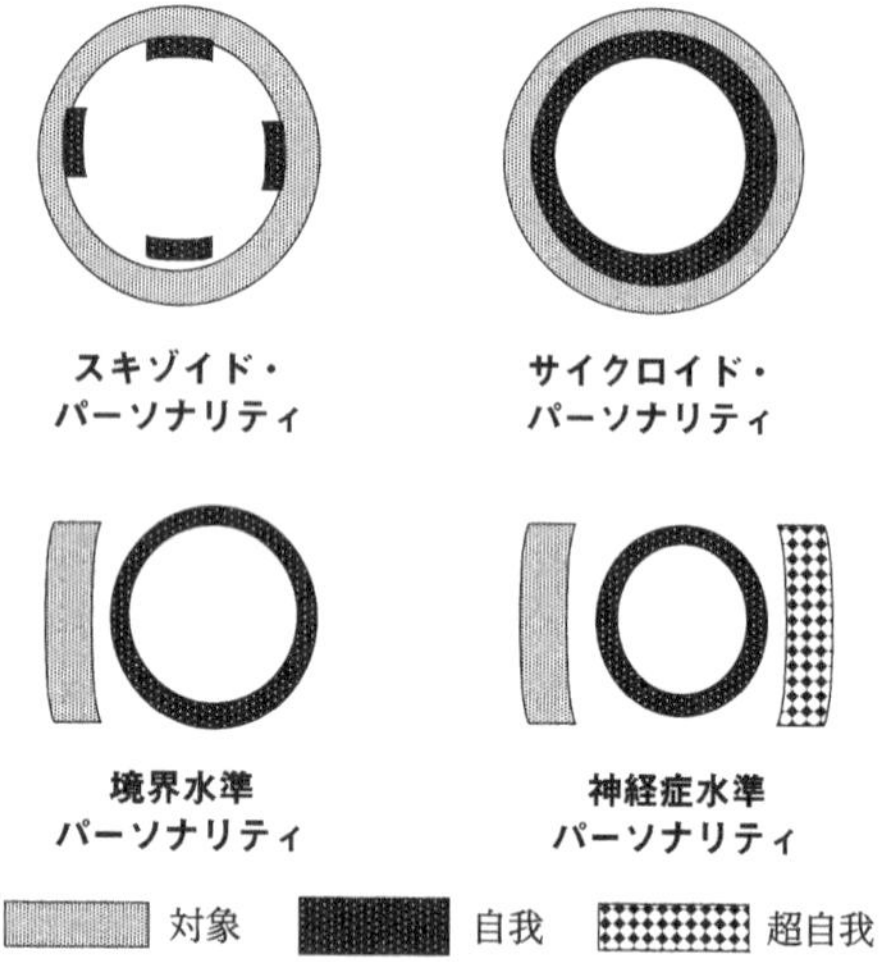

図1　人格構造4類型

二者関係というのは、上司のためにうつ病になったと訴える、自己愛的、他罰的に他者を責める態度を特徴とする。「あるいは自分の方にも落ち度があったのかもしれない、第三者に意見を訊いてみようか」という態度がみられない。同じ状況に陥った他人をみて第三者の目をもつことはできるが、自分のことになると、何もみえなくなるのである。そういう意味では、クレペリンやシュナイダーの精神病質は、境界水準のパーソナリティであると考えてよいであろう。他に迷惑を掛けながら平然としている、第三者の目をもつことができないという特徴は何よりの証拠である。

ついで、人格のなかに第三者（超自我＝道徳観・規範意識）が組み込まれている神経症水準の人格構造では、必要なときに第三者の目を発揮することができる。いわば、自立を果たし、外界から屹立《きつりつ》した自己をもつ人格である。

そして、問題はスキゾイド、サイクロイドの人のパーソナリティ構造である。この種の人格は、自我と対象の分離ができていないという意味では一者関係ということができる。スキゾイドは、自我はまだ未統合な状態にあって、対象（母親）の支持（抱っこ）を得てはじめて自分を体験できる状態である。そのため、母親の抱っこを失うと人格がバラバラになった、あるいは自らの存在が危うくなったという感覚をもちやすい。一方、サイクロイドは自我の統合はなっているが、母子分離ができないままの状態にある。注目すべきは、この二つの未分化なままの人格が素晴らしい昇華を成し遂げている例が多いことである。

こうしたスキゾイドの人は社会的名誉や財力に目もくれずに自然の真理に対する探究心を何よりの財産としているし、サイクロイドの人は、世のため人のために全力を尽くすことを自らの生き甲斐にしている。そうした存在様式が社会化され、神経症水準の人格がおよばない素晴らしい能力をもつにいたっていることは注目に値する。母子分離が完成しないままに、社会的能力を身につけた人たちということができる。

パーソナリティ障害の診断手順

パーソナリティ障害を全体として理解するのに、筆者が使用している診断手順（フロー

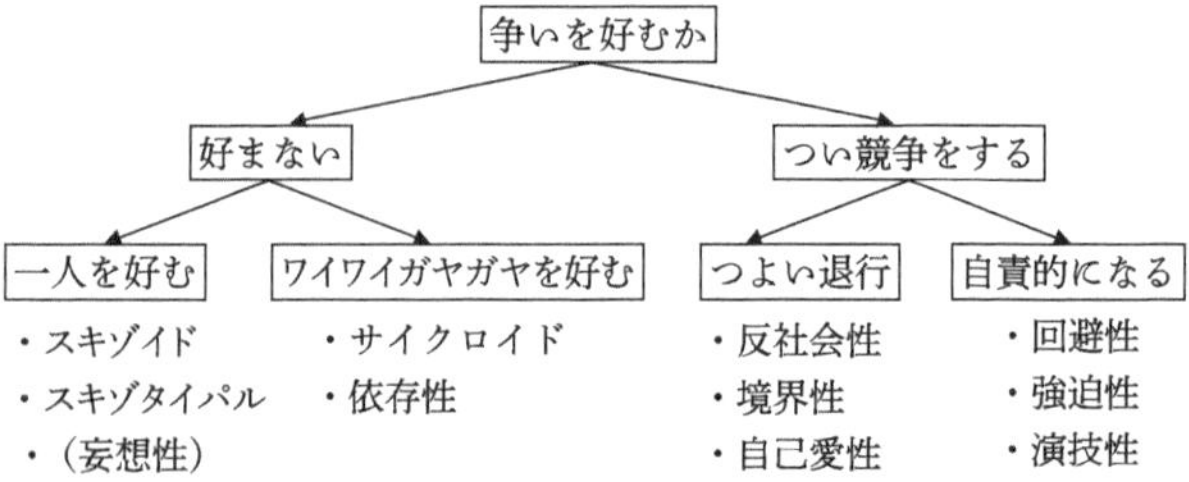

図2　診断のフローチャート

チャート）は役立つのではないかと思う。「木を見て森を見ず」の喩《たと》えと同じく、臨床現場で他の人びとに交じって個々の人間をみることができても、パーソナリティ障害の人をそれとしてみることができないという印象をもつことが多いのである。

筆者が、目の前の人物のパーソナリティ傾向を判断しようとして、まず訊くのは「人と争うのを好むか」という質問である。以下、図2のとおりである。

「争うのを好まない」という返事であれば、スキゾイドかサイクロイドの人である。ついで、「一人を好むか」、「ワイワイガヤガヤを好むか」を訊き、前者であればスキゾイドか、スキゾタイパルの人であり、後者の返事であればサイクロイドないしはそれに関連したパーソナリティ障害ということになろう。

第三に、争いを好む、つまりつい相手と競争する（優勝劣敗に過敏）ということであれば、境界水準（反社会性、境界性、自己愛性）か、神経症水準（回避性、強迫性、演技性）の人格ということになる。対象との分離をなした人格は、対象を意識し、気にするのである。この種のケースに対する、つぎなる質問は、烈しく感情的になったり、すぐに死にたくなったりすることはないか、あるいは自責的になりやすいか、である。前二者であれば、境界水準となるし、自責的になりやすければ神経症水準のパーソナリティということになろう。

もちろん、これですべての診断がつくわけではないが、パーソナリティ、ないしはその障害の大方を把握するのに役立つだろうと考えている。

最終章　パーソナリティ障害の人に寄り添う

——治療者として、家族として、そして友だちとして

治療の要諦

パーソナリティ障害の治療は、パーソナリティ傾向を修正することではない。演技性の人に「めだとうとすることがいけないのよ」といったり、強迫性の人に「杓子定規過ぎるからダメよ」といったりしても、何の役にも立たない。かえって有害でさえある。めだちたがり、杓子定規の性格を利用してうまく立ち回れるような人間をめざすべく、支援することこそが、パーソナリティ障害治療の要諦《ようてい》といえる。基本方針は、パーソナリティそのものを治療するのではなく、その障害の部分を治すということである。

類型のそれぞれに特異なアプローチについては各章で述べたので、この項目では現代のパーソナリティ障害全体に共通するいくつかを取り上げることにしたいと思う。

パーソナリティ障害は自我親和的である

患者は、手首自傷、家庭内暴力、犯罪行為、物質乱用、ひきこもり、くりかえす抑うつに困りはて、その治療を求めてくる。しかし、一般的にそれらがよって立つ基本的パーソナリティ障害には気づいていないことが多い。「私は境界性パーソナリティ障害です」といって受診したとしても、どこかのクリニックでそういわれたか、何らかの書物を読んでそう思ったのかであって、自傷、物質乱用その他をそう呼んでいるにすぎないのである。真の意味で、自らに人格的問題があると考えているわけではない。こうした人格的問題は、パーソナリティの一部分として組み込まれていて、本人が認識できる構造にはなってはいない。さらにいえば、家族もまた、その人格的な問題に気づいていないことが多い。自我親和的であるといわれる現象である。

だからといって、早々にそれに気づかせようとする態度は決して治療的ではない。そのことを知ったうえで、慎重にアプローチする姿勢こそが大切である。治療をはじめるとき、治療者がまず心しておかねばならないことである。

パーソナリティを診断し、共有する

それでは、患者自身に自らのパーソナリティの歪みをどのように認知させていくか。一般化された技法はないが、筆者自身は一〇章に示した手法を用いている。パーソナリティ傾向を診断し、それを共有することからはじめる以外にないのである。

ただ、初診時の簡単な面接でそうした判断がなされた後に、しばらくしてパーソナリティ診断が変更されることもある。治療者も患者もパーソナリティ観察に慣れてくると、また違った特性がみえてくることがある。筆者は、それはそれでよいと考えているし、見方を改めるのにやぶさかであってはならない。後になって、違った側面が出てきてパーソナリティ診断に変更が生じたとしても、お互いにその間違いを受け入れる準備さえできていれば、問題が生じることはない。

なお、時間をかけて詳細な生活史を聴き、心理テストをして、しっかりとパーソナリティ診断をする方法もあるが、そんな煩瑣《はんさ》な手法は一般の生活や診療になじまない。

ともあれ、こうした自己観察の方法を示してやると、自分を知るよきチャンスになるし、そうした自己観察が自らの人格を育む機会になるものである。

また、患者の真のパーソナリティ傾向については、親兄弟さえも気づいていないことが多いことは知っておいた方がよい。面接で本人のパーソナリティ傾向が非社交的なスキゾイドと診断された後に、社交的な娘とばかり思っていた母親が信じ難い様子をみせるといったことも少なくない。

「こんなはずじゃなかった」の思いを引きだす

基底のパーソナリティ傾向をあきらかにしたうえで、その傾向が順調な成長を遂げてきたかどうかを確かめるときがやってくる。この手順はそう簡単でないことがしばしばである。発病後に複雑にからんだ体験をしていることが多く、人生そのものが、あるいは性格傾向がわかりにくくなっていることが少なくないからである。それを整理していったうえで、非社交的な性格なのに、無理に周囲に合わせ過ぎた人生ではなかったか、もともと人と交わるのが好きな性格なのに、妙に人を怖れるようになっていないか、自分はもっと溌《はっ》剌《らつ》とした人生であってよかったのに、他に気を使いすぎる人間になってはいなかったのか、といったことが話題になってくる。

そのうえで問題となるのは、それが人生のいつはじまったのか、あるいは何がきっかけでそうなったのかということである。多くは、小学校高学年、中学生といった答えが返ってくる。ときには、子どものころからの親子関係にその原因があったということも少なくない。このとき、中学生のころに友だちとの傷つきを癒すべく母親に近づいたが、うまくいかずに、いつのまにかそれが母親との葛藤にすり替えられ、親の育て方が悪かったという話に発展していることがある。こうなると、発端は中学時代にあったということになるだろう。

こうして本来の人生を歩いてこなかったことに気づき、それを人生のなかに位置づけることができると、患者は、「私（ボク）の人生はこんなはずではなかった」、「やりようによっては自分を活かすやり方が別にあったのではないか」という思いを浮かび上がらせてくる。こうなると、治療への弾みもつく。

退行的な言動に立ち向かう

パーソナリティ障害治療でもっとも難しいのは、拒食・過食、自傷行為、過量服薬、アルコール・薬物乱用、性的逸脱、家庭内暴力、犯罪行為といった退行的言動への対応である。これらは、パーソナリティ障害治療で避けて通ることのできない現実である。治療経過中に予約以外の時間にやってきて長時間粘る、治療者の自宅に電話をしてくる、看護師や受付嬢をデイトに誘うなど、「領海侵犯」と呼ばれる行動障害もまた退行的言動にふくまれる。

こうした事態を前にしたとき、これまでは行動を制限することが一般的習わしであった。予定外の患者にはあらかじめ話せる時間を決めておく、電話の回数は一日一回まで、あるいは自傷、過量服薬、浪費その他がつづくようなら、止めるように勧告し、それでも効果がなければ入院させるなどの手法が勧められた。しかし、筆者は、やみくもにこうした手法を使っても効果は上がらないし、逆に治療関係を悪化させることが多いように思っている。

そのためには、まず、これらの退行的言動が機会的なものか、それとも常習化し固定化したものかを見極める必要がある。

もし機会的なものであれば、その背後に現実的な問題を秘めていることが多い。自傷行為、何度も電話をかけてくるようなことがみられるときは、その背後に現実的な問題があるものである。それを取り上げた方がよほど効果的である。たとえば、患者が「この一週間、手首を切ることが多かった」と報告したとき、一週間の生活の様子を訊くように心掛ける。すると、アルバイトを辞めたいが、母親が「ここで頑張ろう」と励ますので辞めるに辞められなくなっていることがあきらかになる。そこで、辞めることと手首自傷を天秤《てんびん》にかけてみると、辞めることの方がいかに健康な解決法かがわかってくる。アルバイトはまたつぎを待てばよろしいといって支える。いつ辞めてもよいということが受け入れられると、患者の心はずっと軽くなるものである。アルバイトをつづけることができなかった後悔の念に対しては、失敗は成功のもと、七転び八起きといった諺《ことわざ》を教えてあげればじゅうぶんである。

一方、退行的な言動が固定化しているような場合は、まず生活環境を変える意味で入院を勧めることもよいだろう。単なる会話での接触では限界があることが多い。さらにアルコール依存、あるいは深刻な拒食・過食症が長くつづいているようであれば、それ専用の治療プログラムに依頼せざるをえないこともあるだろう。ただここで、治療者ないしは家族が知っておくべきことは、この事態はパーソナリティ障害というよりも、慢性化したアルコール依存症であり、摂食障害であるという認識である。また、さらに犯罪行為となると、刑法にもとづいた枠組みを使用する司法臨床の必要がでてくるだろう。すべてを、パーソナリティ障害の治療として進めるという硬直化した態度では、治療は行き詰まってしまう。要するに、退行的な言動に目を奪われて、それに振り回されないことが重要なのである。

発達していないコミュニケーション能力

パーソナリティ障害の人は、失敗はあってはならないと思い込んでいる節がある。困ったら誰かに相談すればよいし、相手に悪いと思ったら素直にあやまればよい、さらに、不安になったら一言友だちに話しかけてみればそれで済むのに、それができない。彼らは何ごともきちんとしなければならないと思っているのである。周囲の人たちは何ごともうまく運んでいると思い込んでいるために、少しでもうまくいかないと、すごく慌て、混乱してしまう。だから、その場でどう振る舞ってよいのか、わからないのである。不安だけが増して、それに耐えきれずに、衝動行為に出たり、ひきこもったりする。対人関係を操作する能力、仕事をつづけるためのソーシャルスキルの能力が低いし、感情を言葉にしてそれを他に伝えるコミュニケーション能力もまた発達していない。

そのよい例が、「はじめに」で述べた、上司に怒鳴られて落ち込んだといって精神科を受診してくる新型うつ病のケースである。二者関係の感覚しか育ってないことはすでに述べたとおりだが、これに似たケースには事欠かない。

二〇代半ばの男性は、大手スーパーマーケットで日報を出し忘れたため、みんなの前で叱られて落ち込んだといって来院した。面目を潰されたので辞めてやると息巻くのであった。次回の診察の際に話を聞くと、「辞める社員が多いので会社は辞めさせたがらない」と語ったり、店長が「辞めるんだって?」といって男性に近づいてくると報告する。自分で辞める決心がつかないらしいのである。大学で法律を学び、警察官になろうと考えていたが、アルバイトで販売の仕事をしたら面白かったのでスーパーに就職したのだった。最終的には両親の住む郷里に帰ったが、会社を辞めるまで、毎週通ってきて半年を要したのであった。自分で決断できないし、それだけに会社に自分の意思を伝えられないのである。

いずれも、自己愛的で他罰的であるが、要は、ソーシャルスキル、コミュニケーション能力の低さに由来している。それだけに、本人のプライドに気をつけ、ゆっくりと時間をかけながらも、治療場面で患者の示すソーシャルスキル、コミュニケーション能力の低さにはすかさず、その振る舞いに注目して支援していくことが求められる。「そういうときは、先輩に相談するものだ」などの助言をする、一週間の無断欠勤をして何のフォローもせずに困っているときは、「ウソでもよいから体調不良の診断書を出すものだ」といって診断書を書いてやるなど、日常生活での些細なひっかかりを話題にできるように心掛け、他愛のない言葉をかけられるようにしておくのもパーソナリティ障害治療の一環である。

ただ、治療者と患者という関係では、そうした助言も患者には、しばしば上からの叱責、批判、非難と映ることが少なくない。それだけに、集団療法やリワーク（復職支援）・プログラム、あるいはデイケアなどでの患者同士の関係も視野に入れ、そこでの会話その他の体験も重要であることを留意しておく必要がある。

感情の処理の仕方も学習する

ソーシャルスキルの未熟さの背後に、感情の調整、切り替えが不得手ということがあるのも見過ごしてはならない。感情の処理の仕方を教えることも大切な仕事のひとつである。友だちとの関係をつづけていると、必ずしもよい感情だけでは済むものではない。怒りが生じたり、見捨てられた不安に襲われ落ち込んだり、さまざまな体験をするものである。ところが、パーソナリティ障害の人は、しばしば、関係のなかでマイナスの感情があってはならないし、みんなは仲良くやっているものだ、相手を憎んだり不愉快に思ったりするのは自分がダメなせいだ、と考える。そうした陰性《ネガテイブ》の感情をもつことに罪悪感を感じ、自己嫌悪に陥っているのである。こうしたとき、二人の人間が関係を維持していくなかで、好意、反発、嫌悪など陰陽さまざまな感情が湧き起こるのは普通であると、何らかのかたちで教えることも有用である。さもないと、そうした陰性の感情を隠し持っていることは悪いことと思い、そして、ウソをついてはならない、素直に表現しなければならないとさえ思ったままに時を過ごすことになる。

これが昂じると、怒りの高まった自分を受け入れられなくなって解離症状を起こすことさえある。そうしたとき、悪い感情を隠し持っていても罪にはならないし、大人がもっていなければならない能力のひとつでさえある、ということを教えるのである。

家族の支援

パーソナリティ障害は、家族内で醸成されることが少なくない。友だち関係、学校、あるいは職場で傷つき、その癒しを家族に求めたものの、それが満たされずに、家族とのあいだで、育て方が悪かったからこうなったのだといった親子間の緊張した関係にすり替えられている、といったことはよくみかける。家族全員のいろいろな感情が入り交じった状況が形成されて、さらなる変容（退行的言動）をきたしている。つまり、個々の家族メンバーだけではなしに、家族全体が混乱し、マイナスのスパイラルを描きながら深刻化しているのである。

　こうした状況で家族の混乱を軽減する目的で、家族療法を組織することがある。何も家族療法のトレーニングを受けた精神科医やケースワーカーである必要はない。要するに第三者を入れて家族がみんなで語り合う場をつくるのである。家族成員はお互いに連絡なくそれぞれに考えをもっていて、バラバラであることが多いので、それをみんなで話し合うことによって、事態をより客観的に理解し合えるようにするのである。各家族成員の理解が進むなかで、これまでの親の育児方針が柔軟性に欠けていたことがあきらかになるであろうし、患者は患者であまりにも親の生き方にこだわりすぎていた、別の世界もあるものだということに気づくようになれば、それは想定外の成果といえる。

　もうひとつは、家族がにっちもさっちもいかなくなっていると判断される場合、ことに家族自身が限界を感じてひどい無力感に陥っている場合がある。こうしたとき、家族の心理的負担を軽減して、その自律性を回復させる目的で、患者を入院させることも有用な場合が少なくない。一般に、患者の家庭内暴力、手首自傷、物質乱用などの退行的な言動が固定化しているときは、その適用を考えてもよいだろう。

父親の役割

過去、五〇年あまりのあいだに、家庭における父親の影が薄くなった。この父権の失墜は臨床家が等しく分かち合っている知見である。その結果、問題の焦点は、母子関係に移ってしまったかの印象がある。家庭における父親はその存在意義を失ったのであろうか。筆者は、決してそうは思わない。

これに関連して、筆者は、パーソナリティ障害の個人精神療法において、母子分離を図っていくと、子どもの内的世界に理想化された父親が登場してくることを見出した。これは、男子にとっては戦いを挑み、女子にとっては愛情を向ける対象であるエディプス・コンプレックスのなかの父親像とは質を異にすることから、「前エディプス的父親」と名づけたのであった。重要なことは、この父親像の登場とともに、子どもに同性同年輩の子どもとの世界が拓かれてくることである。家から出立して、同年輩の友だちの仲間に入るようになるのである。三〇年ほど前に、中央省庁のキャリア官僚であった拒食症で休職中の女性が、治療中に、「先生、私の家には父親がいたことを発見しました」と興奮して、治療室に入ってきたことを今なお鮮明に憶えている。その後、彼女は、中学、高校時代の旧《ふる》い友だちを訪ね歩き、本来の自分を取り戻したのであった。まもなくすると、彼女は復職した。その後、筆者は同じような体験を何度も目の当たりにしてきた。この父親の姿は、次項で論じる兄弟間の関係を形成し、家庭内の子どもの世界を形成させる役割にも通じるものである。

これらをみていると、父親には、普段は、母子を背後から包み込みながら、子どもが母親からの自立を試みるようになったとき、対岸から支援の手を差し伸べる役割があるということができる。子どもに発見されるべく、何時も傍《そば》にいるだけであるが、それはきわめて大きな役割といわねばならない。

兄弟関係にも注目する

『詩経』に、「兄弟《けいてい》、牆《かき》にありて鬩《せめ》げども、外其の務《あなど》りを禦《ふせ》ぐ」という故事成句がある。兄弟は家にあってはお互いに足の引っ張り合いばかりしているが、外に出て弟が苦境に立てば兄は身体を張ってでも護るものだ、というごくありふれた内容の格言である。

筆者は、最近になってこの格言の意義を裏づける臨床例に出会うことが多くなった。近年、兄弟間のつながりがないか、あっても稀薄なケースをよくみる。一人ひとりの子どもと母親の関係はできているが、同世代の横の関係ができていないのである。問題は、両親を二階に上げて梯子《はしご》を外し、子どもだけの世界を形成することができていないというところにあるように思われる。いわば、世代間境界の形成にからむ心理過程である。パーソナリティ障害のケースをみていると、兄弟間の会話、共同行動がないため、家庭内のコミュニケーションはすべて母親を通じてなされるという幼児的な親子関係が主導的になっていることが多い。いわば、子どもの母親からの自立ができていないのである。

ある四〇歳のひきこもりの男性は、四人の社会的自立を果たした兄弟をもつが、この二〇年、彼らと会話をもったことがないという。最初のころは、自分のことを心配してくれていた両親も年老いてきて、現在は諦め気味であるという。こんなとき、兄弟を呼びだそうとしても、それに応じる兄弟はほとんどいないが、もし誰か一人でも治療に組み入れることに成功すれば、事態は意外な方向に展開するものである。不登校や拒食症の子どものプレーセラピーで兄弟を参加させることに成功すると、問題が速やかに解決することをしばしば経験する。

社会を知る途を探る

二〇世紀後半に思春期の登校拒否や拒食症の問題が生じたころ、私たちの治療目標は、いかにして同性同年輩の仲間体験をさせるかにあったように思う。

ところが、最近のケースでは、同年輩体験は必ずしも目標ではなくなった。かつての小・中学生にみた同性同年輩の集団はイジメの温床と化して、発達促進的役割を果たさなくなったのである。最近の若者は、同年輩の集団を形成する前に、大人が用意した集団に入って社会を知るという回り道を形成している。同年輩集団の部活よりアルバイトを好み、自由な学園生活よりも学習塾の方が評価され、原っぱで遊ぶよりも、地域社会が提供するサッカーその他のスポーツチームに入ることが勧められ、音楽その他の芸術の世界でも、大人が作ったシステムが子どもたちに社会への通路を拓く役割を果たしているかの印象がある。

この過程は、成人となったパーソナリティ障害の治療においても重要である。パーソナリティ障害の人は、こうした大人（社会）が作った同年輩集団システムをうまく活用できないままに年を重ねていることが多い。それだけに、パーソナリティ障害の治療においては、大人が関与する同年輩集団やアルバイトが大きな比重を占めるし、趣味その他のグループが自我支持的となっているのである。いろいろな世代が交じった男女が形成する職場の役割は大きいといわねばならない。先述の感情を調整し、対人関係を形成できるようになるまでには少々の時間が必要であるが、その後に大人が絡む集団での適応は、パーソナリティ障害の人が、社会とかかわりをもつようになる過程で、さらに大きな意味をもつように思う。

それでは、同年輩集団は人格形成に有用でなくなったのであろうか。筆者は、決してそうではないと思っている。従来の思春期段階では、そうした体験をもちにくくなっているが、ヤングアダルト世代になるとその集団ないしは仲間意識が重要になってくる。職場での同期生意識、うつ病のリワーク・プログラムでの仲間意識が人格成長に役立つことが確かめられている。それだけに、私たちは、パーソナリティ障害の治療においては、気長に人格の成長を待つ姿勢がたいへんに重要になってくることは知っておいた方がよいように思っている。

参考文献（アルファベット順）

K・アーブラハム（一九九三年）『アーブラハム論文集』（下坂幸三、前野光弘、大野美都子訳）、岩崎学術出版社

アメリカ精神医学会（二〇〇三年）『DSM-Ⅳ-TR――精神疾患の分類と診断の手引』（高橋三郎、大野裕、染矢俊幸訳）、医学書院

W・R・ビオン（一九九九年）『精神分析の方法――セブン・サーヴァンツ 1』（福本修訳）、法政大学出版局

Deutsch, H. (1942) : Some forms of emotional disturbances and their relationship to schizophrenia. Psychoanalytic Quarterly, 11:301–321.

土居健郎（一九七一年）『甘えの構造』、弘文堂

E・H・エリクソン（一九七三年）『自我同一性』（小此木啓吾訳編）、誠信書房

福島章、町沢静夫、大野裕編（一九九五年）『人格障害』、金剛出版

J・G・ガンダーソン（二〇〇六年）『境界性パーソナリティ障害――クリニカル・ガイド』（黒田章史訳）、金剛出版

H・ガントリップ（一九八一年）『対象関係論の展開』（小此木啓吾、柏瀬宏隆訳）、誠信書房

G・O・ギャバード（一九九七年）『精神力動的精神医学 3』（舘哲朗監訳）、岩崎学術出版社

Kernberg, O.F. (1975) : Borderline Conditions and Pathological Narcissism. Jason Aronson, New York.

E・クレッチメル（一九六〇年）『体格と性格』（相場均訳）、文光堂

H・コフート（一九九四年）『自己の分析』（水野信義、笠原嘉監訳）、みすず書房

J・F・マスターソン（一九七九年）『青年期境界例の治療』（成田善弘、笠原嘉訳）、金剛出版

J・F・マスターソン、A・R・リーバーマン編著（二〇〇七年）『パーソナリティ障害治療ガイド』（神谷栄治、市田勝監訳）、金剛出版

Millon, T. (1996) : Disorders of Personality DSM-IV and Beyond (Second Edition). Wiley-Interscience Publication, New York.

N・マックウィリアムズ（二〇〇五年）『パーソナリティ障害の診断と治療』（成田善弘監訳）、創元社

中島岳志（二〇一一年）『秋葉原事件――加藤智大の軌跡』、朝日新聞出版

仲正昌樹（二〇一〇年）『ポストモダンの正義論』、筑摩書房

日本家族心理学会編（二〇一〇年）『家族にしのびよる非行・犯罪』、金子書房

大原健士郎、藍沢鎮雄、岩井寛（一九七〇年）『森田療法』、文光堂

W・ライヒ（一九六六年）『性格分析』（小此木啓吾訳）、岩崎学術出版社

K・シュナイダー（一九六五年）『臨床精神病理学』六版（平井静也・鹿子木敏範訳）、文光堂

新福尚武（一九五八年）『最新精神医学』、新曜社

牛島定信（一九九一年）『境界例の臨床』、金剛出版

牛島定信（二〇〇一年）「教育研修セミナー　甘え、自己愛、そして森田療法」『精神分析研究』四五巻二号

牛島定信編著（二〇〇七年）『精神分析入門』、放送大学教育振興会

牛島定信編（二〇〇八年）『境界性パーソナリティ障害――日本版治療ガイドライン』、金剛出版

牛島定信（二〇一二年）「現代青年かたぎ２０１２」『精神療法』三八巻二号

D・W・ウィニコット（一九七七年）『情緒発達の精神分析理論』（牛島定信訳）、岩崎学術出版社

D・W・ウィニコット（一九七九年）『遊ぶことと現実』（橋本雅雄訳）、岩崎学術出版社

なお、S・フロイトに関しては『フロイト著作集』Ⅰ～Ⅹ、人文書院が、M・クラインに関しては『メラニー・クライン著作集』Ⅰ～Ⅳ（小此木啓吾、西園昌久、岩崎徹也、牛島定信編訳）、誠信書房がある。

あとがき

二一世紀を迎えた今日、人のありようが大きく変わった。物の考え方、生活スタイルはもちろんのこと、道徳観、規範意識といった人格のなかに組み込まれていた社会の価値観そのもののありようが大きく変わった。しばしば引用された「子どもは父親の背中を見て育つ」という、これまでの「真実」もまったく通用しなくなった。精神科臨床の最前線に立っていると、そんな気がしてならない。四〇年ほど精神医学的実践に生きた人間の率直な印象である。その端的な表現が、現代のパーソナリティ障害であろうと考えている。

私は、長年、主に大学病院で精神科の臨床に携わってきたが、いつか、こうした現状を報告したいと考えていた。それがなかなか実現しなかったのは、ひとつに雑務に追われていた実情がある。しかし、私には、何にもまして一般向けの文章を書くのが難しかったことがある。専門家向けの文章はそれなりに書いてきたつもりであるが、伝える内容を一般向けの文章に変えるのに大変な時間と労力が必要であった。現実に、本書の文章が完全に一般向けになっているかというと、まだ完全に改まっているわけではないことをここで告白しておかねばならない。

さらに断っておきたいのは、本書で述べた数々が現在の精神医学体系の方向と必ずしも同じ線上を歩んでいるわけではないことである。すべて私自身の臨床経験をもとに私なりに組み上げたものであり、一般の精神科医があまり考えていない論点に入り込んでしまった感がある。たとえば、本書には、パーソナリティとパーソナリティ障害は違うという論点がある。私は、正常心理学と異常心理学である精神医学との距離がこれほどに小さくなった現在、その点はしっかりと押さえておかねばならないと考えたのであった。

それに加えて、わが国ではよく論じられたが、国際的に取り上げられることのなかった森田神経質の現代的姿をDSM診断体系に新しく登場した「回避性パーソナリティ障害」と結びつけた。森田正馬が神経質（神経症）を理想的な自己と現実の自己の相克としてとらえ、治療によってその底辺に隠れていた、あるがままの本当の自己が頭をもたげてくるとした論点は、現在の回避性パーソナリティ障害を理解するのに欠くことができないと実感している。

さらに、本書では、クレッチマーのサイクロイド（循環気質）を新たに加えたことがある。おそらく、うつ病ないしは気分障害の研究者には反論されるであろうと考えている。しかし、循環気質の人が幼児期ないしはその後の人生で受けた外傷が成人後の人格形成にただならぬ痕跡を残し、ただ単に気分障害（うつ病、双極性障害）だけでは片づけることのできない病態となっているケースもあるという主張はかなり正当なものであると考えている。私が世に問うた見解であると考えてほしい。その検討のなかで、私はＤＳＭ診断の「依存性パーソナリティ障害」をこの範疇の病態であるという結論に達したことも述べておかねばならない。この点については、現代のパーソナリティ障害概念の形成に功績のあったミロンも指摘しているところである。

それに加え、私のパーソナリティ障害論は、子どもの人格から大人の人格へと成長する過程においてうまく運ばなくて生じたケースであるという考えが基本になっていることを力説しておきたい。最近では、パーソナリティ障害といえども脳組織あるいは脳機能と結びついた概念という考え方が拡がっているが、幼児期にしろ、思春期青年期にしろ、そうした発達段階でのトラウマ的な体験がその後の発達に影を落としているという視点を堅持したかった。もちろん、これらの情緒的発達が時代的影響を受けるという視点もまた忘れてはならない。

本書には、その他にも大胆な提案、あるいは独断的ともいえる見解が散らばっている。読者の忌憚のない議論、批判、意見を仰ぐ次第である。

また、用語の使い方が必ずしも統一されていないことも述べておかねばならない。その理由のひとつには、現在の精神医学はアメリカの影響が非常に大きいことがある。これまでドイツ語読みが一般化していたシゾイド（統合失調気質）とチクロイド（循環気質）をスキゾイドとサイクロイドに英語読みにしている。人名についても同様である。

また、人格、パーソナリティ、性格が文章の流れるままにかなり恣意的に、ほとんどが同じ意味合いで使用されていることがある。わが国の精神医学では、一時、人格障害という訳語が流行したが、人格が障害されているという表現が差別語的なニュアンスがあるとしてパーソナリティ障害という訳語に統一された経緯があることと関連している。文脈によって、人格、性格の方がパーソナリティよりも肌に合うと感じたときは、それらを用いた。そのつもりで読んでほしい。

本書ではたくさんの事例が紹介されている。過去のケースで、連絡がつかなくなったもの以外は、ほとんど掲載の了解を得ている。もちろん、匿名性を護るために、大幅な加工を施すなどの最大限の努力はした。快く了解していただいた患者さんたちには心からお礼を申し上げたい。それのみではない。臨床家にとって最大の「先生」は患者さんであるという、よく耳にする言辞がある。私も、年を重ねるにしたがい、その気持ちを強くしている。私が今日あるのは患者さんのお陰であると実感する。私もそうした年齢に達したということであろうか。日頃から、人間存在のありようを教え、元気づけてくれたすべての患者さんに感謝の気持ちのあることを率直に述べておきたい。
最後に、本書が世に出ることになったのは講談社の所澤淳氏の助力と尽力によることを申し述べておきたいと思う。氏の丁寧な助言と励ましがなかったら、本書がこうして世に出ることはなかったであろう。深甚なる謝意を表する次第である。

二〇一二年五月二一日　金環蝕の日に

著者

講談社現代新書　2180

パーソナリティ障害《しょうがい》とは何《なに》か

二〇一二年一一月二〇日第一刷発行　二〇一五年六月六日第五刷発行

著　者　牛島《うしじま》定信《さだのぶ》

発行者　篠木和久
発行所　株式会社講談社
東京都文京区音羽二丁目一二―二一　郵便番号一一二―八〇〇一
電　話　〇三―五三九五―三五二一　編集（現代新書）
〇三―五三九五―五八一七　販売
〇三―五三九五―三六一五　業務
装幀者　中島英樹
印刷所　株式会社ＫＰＳプロダクツ
製本所　株式会社ＫＰＳプロダクツ
定価はカバーに表示してあります　Printed in Japan

N.D.C.146　222p　18cm
ISBN978-4-06-288180-7

「講談社現代新書」の刊行にあたって

教養は万人が身をもって養い創造すべきものであって、一部の専門家の占有物として、ただ一方的に人々の手もとに配布され伝達されうるものではありません。

しかし、不幸にしてわが国の現状では、教養の重要な養いとなるべき書物は、ほとんど講壇からの天下りや単なる解説に終始し、知識技術を真剣に希求する青少年・学生・一般民衆の根本的な疑問や興味は、けっして十分に答えられ、解きほぐされ、手引きされることがありません。万人の内奥から発した真正の教養への芽ばえが、こうして放置され、むなしく滅びさる運命にゆだねられているのです。

このことは、中・高校だけで教育をおわる人々の成長をはばんでいるだけでなく、大学に進んだり、インテリと目されたりする人々の精神力の健康さえもむしばみ、わが国の文化の実質をまことに脆弱なものにしています。単なる博識以上の根強い思索力・判断力、および確かな技術にささえられた教養を必要とする日本の将来にとって、これは真剣に憂慮されなければならない事態であるといわなければなりません。

わたしたちの「講談社現代新書」は、この事態の克服を意図して計画されたものです。これによってわたしたちは、講壇からの天下りでもなく、単なる解説書でもない、もっぱら万人の魂に生ずる初発的かつ根本的な問題をとらえ、掘り起こし、手引きし、しかも最新の知識への展望を万人に確立させる書物を、新しく世の中に送り出したいと念願しています。

わたしたちは、創業以来民衆を対象とする啓蒙の仕事に専心してきた講談社にとって、これこそもっともふさわしい課題であり、伝統ある出版社としての義務でもあると考えているのです。

一九六四年四月　野間省一